CUMHACHT SLÁINTE AN NÁDÚR MÁTHAIR

Yogacharya Shri Anmol Yadav

Clár ábhair

Réamhfhocal

Léitheoirí a chara

Is é an leabhar seo mo scéal féin. Tá go leor foghlamtha agam ó mo thaithí saoil. Is iad na réimsí taithí bia ceart, ayurveda, naturopathy, spioradáltacht, agus eolas diaga. Cibé eolas atá faighte agam inniu, is é an fhoinse a bhaineann leis ná mo bhreoiteacht le dhá bhliain. Mura mbeinn tar éis an dá bhliain seo a fhulaingt, ní bheadh an t-eolas seo ag baint liom. Roimh 2018 bhí mé sláintiúil go hiomlán. D'fhulaing galair ó Aibreán 2018 go dtí Eanáir 2020. Táim sláintiúil go hiomlán ó Feabhra 2020 go dtí inniu Lúnasa 2022. Ó Feabhra 2020 go dtí an lá inniu, le grásta Dé, níor ith mé pillín leighis amháin. Tá lánchreideamh agam, is cuma cé mhéad bliain a mhairim, nach n-éireoidh mé tinn choíche an bhliain sin. Is féidir é seo a dhéanamh ach amháin trí eolas. Tá mé díreach chun an t-eolas seo a roinnt libh go léir. Mar sin tar liom ar an turas seo ina inseoidh mé duit conas a d'éirigh mé tinn. Ar feadh dhá bhliain ní raibh a fhios agam cé mhéad cógas a ghlac mé agus thug mé cuairt ar dhochtúirí iomadúla. Ón mbliain 2020 Feabhra, thosaigh mé ag déanamh athruithe i m'aiste bia, bia nádúrtha den chuid is mó, a chuir deireadh le mo ghalair go léir. Ní míorúilt é seo ach eolaíocht iomlán. Is mar seo a leanas go príomha an t-eolas a gheobhaidh tú tar éis an leabhar seo a léamh. Conas a fhoirmítear gás sa chorp agus cad atá le déanamh ionas nach bhfoirmíonn gás sa chorp ar chor ar bith. Cén fáth a ndéantar aigéadacht? A leigheas iomlán trí bhia. Cad is cúis le constipation agus a chóireáil. Éiríonn 90% de ghalair an domhain mar gheall ar na trí chúis seo, má leigheas tú iad, ansin déanfar an chuid eile de na galair a leigheas go huathoibríoch. Tá an leabhar seo roinnte ina thrí chuid agam. Is é an chéad chuid scéal mo shaol. Sa chuid seo gheobhaidh tú sonraí ar an ngalar agus ar a chóireáil. Is é an dara cuid de Ayurveda ina bhfuil sainithe againn Ayurveda i dteanga shimplí. Is í an Spioradáltacht agus an Bhagavad Gita an tríú cuid trína mbeidh tú in ann do chorp subtle a leigheas .i. aigne. Tar éis duit eolas a fháil ar Dhia, beidh tú in ann an bealach ceart chun an saol a chaitheamh.

Caibidil 1 - Le linn na Breoiteachta

Éagothroime Miocróib Gut

Tá sé seo ó Eanáir 2018. Tá toothache orm. Téim chuig ospidéal sibhialta. Tugann an dochtúir roinnt cógas dom, antaibheathach san áireamh. Déantar mo chuid toothache a leigheas trí na cógais seo a ghlacadh. Tá fadhb ann le antaibheathaigh. Cruthaíonn sé seo éagothroime inár miocróib gut. Nuair a úsáidimid antaibheathaigh, faigheann go leor baictéir mhaithe bás ón mbolg. Glaoimid ar an bpróiseas seo Éagothroime Miocrób Gut. Lagaíonn sé seo cumhacht díleácha an bholg.

Fo-iarmhairtí a bhaineann le Gairleoige a Ithe

Tosaíonn an scéal fíor i mí Aibreáin 2018. Tráthnóna amháin bhraith mé ocras. Bhí roinnt gram i pantry na hoifige, a d'ith mé. Bhí mo chumhacht díleácha ag rith cheana féin lag agus tar éis gram a chaitheamh, an lá dár gcionn bhraith mé míshuaimhneas agus pian éadrom sa bholg. Téim chuig dochtúir agus glacaim roinnt cógas, ach ní fhaighim faoiseamh. Tar éis sin itheann mé clove gairleog sa tráthnóna. An lá dár gcionn tar éis gairleog a ithe, mothaím teas sa bholg agus stopann an gás go hiomlán ag teacht amach as an boilg. I bhfocail eile, ní raibh mé in ann an gás a bhí á dhéanamh sa bholg a thógáil amach. Is féidir leat a thuiscint cad é an riocht a bheidh ar dhuine a bhfuil gás ina bholg ach mura bhfuil sé in ann an gás a bhaint. Ina dhiaidh sin chuaigh mé chuig ospidéal sibhialta. As sin tugadh roinnt cógas a thug an dochtúir. Tar éis na cógais sin a ghlacadh, laghdaigh an teas i mo bholg beagán, ach ní raibh mé fós in ann an gás a bhí i mo bholg a bhaint. Ina dhiaidh sin chuaigh mé chuig Gaistreintreolaí Príobháideach (Dochtúir 1) ie dochtúir boilg. Tar éis na tástálacha cliniciúla go léir, tugadh roinnt cógas. Fiú amháin tar éis na cógais sin a ghlacadh, d'fhan mo chuid fadhbanna mar a chéile.

Fo-iarmhairtí Clarithromycin Antaibheathach

Is ábhar í Lúnasa 2020, ba é séasúr na báistí sna laethanta sin. Ó thosaigh an bháisteach, nuair a dúisigh mé ar maidin, thosaigh mé ag fáil aigéad sa bholg. Úsáid mé aigéad a dhéanamh, tá sé ar eolas inniu, ach ag an am sin ní raibh mé in ann a thuiscint cad a bhí ag tarlú sa boilg. Go dtí an t-am sin ní raibh aon fhaisnéis faoi cad is aigéadacht ann. Inniu, leis an eolas atá faighte agam faoi ghás, aigéadacht, constipation agus sláinte iomlán, fanfaidh mé sláintiúil ar feadh mo shaoil. Is éard atá i gceist le breoiteacht ná easpa eolais agus rud ar bith eile.

Ní raibh aigéadacht á chruthú ach beagán agus ba ghnách liom fanacht sláintiúil i rith an lae, mar sin níor thug mé cuairt ar aon dochtúir. Tar éis cúpla lá, thosaigh aigéadacht ag glacadh foirm uafásach. Ar 15 Lúnasa 2020, chuaigh mé chuig Gaistreintreolaí Príobháideach (Dochtúir 2) tráthnóna. An lá sin níor thug sé aon leigheas agus dúirt sé go ndéanfar do ionscópacht amárach agus ina dhiaidh sin go dtabharfar an leigheas tar éis an tuairisc a fheiceáil. Rinneadh ionscópacht an lá dár gcionn agus tháinig Gastritis H. Pylori Infection sa tuarascáil. Thug an dochtúir cógais ar feadh 15 lá. Seeing aon faoiseamh ó na cógais, tar éis 15 lá arís chuaigh go dtí an dochtúir. An uair seo d'ordaigh an dochtúir trealamh H Pylori ina raibh Clarithromycin, Amoxicillin, agus Pantoprazole na príomhchógas. Tar éis na cógais seo a ghlacadh, chuaigh mo riocht in olcas laistigh de dhá lá. Nuair a chuaigh mé chuig an dochtúir arís, dúirt an dochtúir má tá deireadh le hionfhabhtú H Pylori, ansin caithfear cúrsa na gcógas seo a chríochnú. Thosaigh mé ag glacadh cógais arís, an uair seo d'fhéadfainn cógais a ghlacadh ar feadh ceithre lá. Ach an uair seo, tar éis na cógais seo a ithe, thosaigh fadhbanna éagsúla. Bhí mé ag éirí as mo smacht, bhí mo chorp ag éirí te, agus bhí buille mo chroí ag éirí neamhghnách freisin. Ba é seo an chéad uair a fuair mé a leithéid de rud i mo shaol ar fad. Is féidir pian a fhulaingt, ach mura bhfuil smacht ag duine air féin, insíonn an aigne cá háit le rith. An tráthnóna sin bhí an chuma air go raibh an uair dheireanach agam in aice. Chuaigh mé chun suí i gcúinne den ardán, agus chuaigh mé os ard chun ainm Dé a ghlacadh. Níl a fhios agam cad a bhí an chumhacht in ainm Dé, ach laistigh de na cúpla nóiméad eile bhí sé go hiomlán socair. Bhí mo imní imithe. Bhí mé go hiomlán i mo smacht. Ba iad na hairíonna thuas a bhraith mé ná fo-iarmhairt antaibheathach ar a dtugtar Clarithromycin.

Éifeachtaí Clarithromycin Antaibheathach ar Thyroid Faireog

Na hairíonna thuas a bhraith mé, bhí cuid de fós i mo chorp. Laistigh de cheithre lá bhí mo chorp tirim go hiomlán. Bhí na cnámha go léir le feiceáil. tháinig faitíos orm. Bhí a fhios agam go raibh roinnt athruithe móra tar éis tarlú i mo chorp, a bhí ag leanúint ar aghaidh ag athrú níos mó fós. Ina dhiaidh sin téim chuig an ospidéal is mó i mo chathair. Glactar isteach san ospidéal mé, agus déantar mo thástálacha go léir. San imscrúdú, den chuid is mó rinneadh CT Scan, MRI an bolg, Ultrafhuaim, X-RAY, agus gach tástáil fola. Bhí na tuairiscí go léir de ghnáth le linn an imscrúdaithe. Níor méadaíodh ach leibhéal TSH. Thug an dochtúir leigheas dom ar a dtugtar Thyronorm, agus d'ordaigh sé gan an leigheas seo a stopadh ar feadh an tsaoil.

Éifeachtaí Maith agus Droch-Bhainne

Ag tabhairt bearna do mo scéal, ba mhaith liom plé a dhéanamh ar bhainne, ina dhiaidh sin arís leanfaimid lenár scéal. Ón mbliain 2000 go dtí an bhliain 2010, níor ith mé bainne. I rith an ama seo bhí mo chorp caol, lúfar, i gcónaí fuinniúil agus lán dearfach. Thosaigh mé ag ól bainne ón mbliain 2010 agus lean sé ar aghaidh go dtí Feabhra 2020. Ón mbliain 2010 go 2017 ní bhfuair mé ach torthaí maithe ó bhainne. Le linn seo, mhéadaigh mo mheáchan i méid cothrom trí bhainne a ól. Chuir an bainne óil mé fuinneamh agus áthas orm i rith an lae. An lá nuair nach raibh mé ag ól bainne, bhraith mé níos lú fuinnimh agus níos lú sásta i gcorp. Mar gheall ar na cáilíochtaí bainne seo, bhí mé tugtha do bhainne a ól. Ba iad seo cuid de cháilíochtaí maithe an bhainne.

Na laethanta nuair a thosaigh Aigéadacht i mí Lúnasa 2018. Ag an am sin úsáid mé freisin chun bainne a ithe. Ba é an chúis is mó le haghaidh foirmiú aigéadacht anseo báisteach agus tomhaltas bainne. Ní raibh a fhios agam ag an am sin gurb é an phríomhchúis le aigéadacht a fhoirmiú ná iontógáil bainne i séasúr na báistí. Ní raibh a fhios agam go bhfuil an méid atá ag tarlú i mo chorp aigéadacht. Sa lá atá inniu ann nuair a chuir mé eolas ar rúndiamhra iomlán an choirp, is féidir liom na cúiseanna atá leis an am atá caite a fheiceáil go han-mhaith. Má tá an chumhacht díleá lag, táirgeann bainne gás agus aigéadacht araon. Mar sin, ó thaobh an eolais atá faighte agam, déarfainn, tar éis éirí mar dhuine fásta, gur cheart dúinn stop a chur le bainne a ól go hiomlán. Méadaíonn tomhaltas bainne meáchan. Táirgeann bainne gás agus aigéadacht araon. Sin an rud is tábhachtaí. Tá gás agus aigéadacht mar bhunús le 70% de ghalair an domhain. Má dhéanaimid deireadh leis an mbunchúis, ansin is féidir le 70% de na galair imithe ón domhan.

Déanann ár gcomhlacht an oiread colaistéaról agus is gá dár gcorp. Go bunúsach tá dhá fhoinse colaistéaróil inár gcorp. Is é an chéad fhoinse ár gcomhlacht, déanann ár gcomhlacht féin Cholesterol de réir an cheanglais. Is é an dara foinse bhunúsach táirgí ainmhithe, arb éard iad go príomha bainne agus feoil. Ní mhéadaítear colaistéaról ach amháin nuair a thógaimid níos mó colaistéaról ón taobh amuigh. Má stoptar bainne agus feoil, ansin beidh an colaistéaról méadaithe faoi smacht. Is éard atá i gceist agam anseo le bainne na táirgí go léir a dhéantar as bainne mar bhainne, ghee, im, gruth, meadhg, paneer, gach milseán déanta as bainne.

Éirigh ar Meán Oíche & Ith

I mí na Samhna, Nollaig 2018, bhí mé ag dul trí fhadhb aisteach. Aon uair a chodail mé san oíche, thiocfadh fuaim roinnt torainn ó mo bholg. Bhí mé ag titim i mo chodladh. Bhíodh mé im dhúiseacht go maidin. Cuireadh dhá fhadhb nua isteach mar cháilíocht gutha agus insomnia. Ba ghnách leis an bhfuaim virtuousness sa bholg a theacht tar éis ceithre huaire an chloig tar éis bia a ghlacadh. Le linn na fadhbanna seo go léir, bhí mo mheáchan laghdaithe go mór freisin. Chun fáil réidh le fadhb an bhua, d'éirigh mé i lár na hoíche agus thosaigh mé ag ithe. Bhain an torann sin le boilg folamh. An ndéanann éinne é sin go maith? Tabhair aon fhadhbanna.

Plé Mionsonraithe ar Ghás agus Aigéadacht

Tá an bhliain 2018 caite. Bhí mo chuid fadhbanna fós ann. Bhí mé fós ar 2 go 3 leigheas, go príomha Thyronorm le haghaidh rialú TSH, a bhí le glacadh ar bholg folamh chomh luath agus a dhúisigh mé ar maidin, bhí leigheas eile le haghaidh rialú gáis agus aigéadacht, a bhí le glacadh leath uair an chloig roimhe sin. béilí. Smaoineamh ar dhul i gcomhairle le Gaistreintreolaí eile (Dochtúir 3) i mí Eanáir 2019. Bhí an-cháil ar an dochtúir seo. Bhí rátaí an-arda ar a dtáillí comhairliúcháin agus tástálacha eile. Bhí smaoineamh i m'intinn, tá táillí na ndochtúirí seo chomh costasach, b'fhéidir go mbeidh mé in ann iad a leigheas. Nuair a bhíonn duine trína chéile, smaoiníonn sé le go leor cleasanna éagsúla. Bhí cás den chineál céanna agam. Tar éis cuairt an dochtúir, rinne sé colonoscopy freisin, agus na tástálacha fola go léir. Déan roinnt tástálacha lasmuigh den chlinic, scanadh CT den bolg agus den chliabhrach, X-ghathú srl. Tháinig faoiseamh éigin ó na cógais a thug an dochtúir seo. Ba iad Normaxin agus Providac go príomha na drugaí a scríobh sé. Ba capsule de chineál baictéir maith go príomha a bhí i Providac. Fuair na cógais seo réidh le fadhb na n-airíonna boilg, ach níor aimsíodh ach sochar 30% i bhfadhbanna boilg eile. Bhí mé ag brath go hiomlán ar dhrugaí. Mura nglacann tú cógais, ansin beidh na fadhbanna níos measa.

Iarracht nár éirigh léi chun Drugaí Thyroid a Scor

Bhí na dochtúirí go léir ar an tuairim chéanna maidir le cógais Thyroid, go gcaithfear an piolla seo a ithe ar feadh an tsaoil a luaithe a thosaítear é. Ní raibh mé in ann glacadh leis an rud seo a dúirt na dochtúirí. D'úsáid mo intleacht a rá má tharla galar uair amháin sa chorp, ansin na cúiseanna ar tharla an galar sin, má dhéantar obair ar na cúiseanna sin, is féidir an galar sin a leigheas ón bhfréamh. Ní thuigim cén fáth a ndeir dochtúirí, má tharlaíonn thyroid uair amháin, go gcaithfidh duine pillín a ghlacadh ar feadh a saoil. Le bheith macánta, tá an méid a dúirt an dochtúir fíor i bpáirt. Ach ní an fhírinne iomlán. I ndáiríre nuair a thosaíonn muid ag cur an pill Thyroid, an pill Thyroid a bheith díreach do bhean chéile. Ciallaíonn mé go bhfuil an leigheas seo chomh uafásach nach mbeidh tú in ann stop a chur go deo. Fiú beidh tú iarracht ach beidh tú theip. Just a rá go bhfuil gaol an piolla sin déanta, nach féidir a fhágáil fiú ag iarraidh. Aon uair a scaoileann tú an leigheas - ansin cuirfidh an leigheas seo eagla ort. Cuir in iúl dúinn cé chomh scanrúil atá an leigheas seo. Tar éis an pill seo a fhágáil, tagann comharthaí diúltacha tar éis dhá lá. Is é an chéad symptom nervousness, an dara sweating ar fud an chomhlachta, tá an tríú brú fola ard, ní mothú go maith, nach bhfuil an aigne faoi smacht. Tríd is tríd is lúbra é an leigheas seo. Tá sé an-deacair éirí as an té atá gafa uair amháin. Rinne mé iarracht an pill Thyroid a scor thart ar cheithre nó cúig huaire i gceann dhá bhliain de bhreoiteacht. Ach theip ar gach uair. Gach uair a theipeann orm, éiríonn mé agus iarracht arís. Ba í an fhadhb leis an pill seo ná go gcaithfí é a ghlacadh díreach tar éis éirí as an leaba go luath ar maidin. Anois is í an fhadhb atá leis seo ná go bhfuil tú ag meabhrú duit féin trí pill go bhfuil a leithéid de ghalar agat. Is í an cheist atá agam, is dócha, fiú má thagann do leibhéal TSH sa ghnáthraon, ní féidir leat an piolla seo a scipeáil. Chomh luath agus a scaoilfidh tú an piolla tiocfaidh na hairíonna thuasluaite isteach i do chorp agus rithfidh do leibhéal TSH suas arís. Rialaíonn an piolla seo an leibhéal TSH ach faigheann an corp andúile don phiolla seo. D'ith mé go leor cógas a d'ordaigh dochtúirí le linn mo bhreoiteachta, ach ní raibh an andúil diúltach a bhí sa pill seo in aon cheann eile. Tháinig mé amach as an gcathair ghríobháin den leigheas seo, a mbeidh míniú air le fáil sna caibidlí seo chugainn.

FFadhb latulence

Sa bhliain 2019, tosaíonn séasúr na báistí agus tosaíonn mo chuid fadhbanna ag dul in olcas. Táim ag smaoineamh ar dhul i gcomhairle le dochtúir eile. Ag an am seo bhí mé ag glacadh ceithre chógas san iomlán. Ina measc seo tá Thyronorm, pill gáis réamh-bhéile, Providac, agus Normaxin. In ainneoin na cógais seo go léir a ghlacadh, bhí mé an-trína chéile. I measc na bhfadhbanna seo den chuid is mó tá foirmiú gáis agus pian gáis, foirmiú aigéad agus aigéadacht de bharr pian, néaróg, gan aon taitneamh a bhaint as an saol, amhail is dá mba rud é go bhfuil an saol á mhaireachtáil ach amháin trí bhrú, meáchain caillteanas, cé nach fadhb é ach tá a fhios agam inniu. Bhí mo chéad smaointe faoi mheáchan difriúil, bhí go leor meáchain caillte agam agus bhí mé ag iarraidh a fháil ar ais. Tar éis thyroid a bheith agam, tá mo chorp cosúil le carn gainimh. Déan obair chrua amháin agus úsáid an taobh eile chun titim. Is é sin, iarracht chun cur leis an meáchan ar thaobh amháin agus ar an taobh eile an meáchan a úsáidtear a laghdú arís. Ar an mbealach seo, bhí an streachailt maidir le meáchan ag dul ar aghaidh freisin. Rugadh fadhb nua na laethanta seo. Sa tráthnóna ó thart ar a ceathair a chlog go dtí a sé a chlog, bhíodh an boilg ag insileadh cosúil le balún. Mar gheall air seo bhí sé deacair freisin análú.

Ag féachaint ar na fadhbanna seo go léir, taispeánadh gastraenterolaí nua (dochtúir speisialtóireachta boilg) don dochtúir. Rinne an dochtúir nua a chuid imscrúduithe go léir as an nua freisin. B'ionann na cógais a scríobh sé agus na cógais a d'ordaigh na dochtúirí roimhe seo. Ba é an t-aon leigheas a tugadh isteach le déanaí ná leigheas le haghaidh flatulence. Níor oibrigh an leigheas le haghaidh flatulence ach ar feadh 9 go 10 lá agus arís tháinig an fhadhb mar an gcéanna. Tar éis dul i gcomhairle le ceithre Ghastroenterologists éagsúla (speisialtóirí boilg), thuig mé rud amháin go han-mhaith. Bhain siad úsáid as an líon uasta cógas a bhí acu. Anois ní raibh aon rud fágtha ach sin. Toisc go raibh na saineolaithe go léir ag ordú an cineál céanna cógas trí iad a chasadh.

Leaning I dtreo Cóireála Hoiméapaite

Tar éis an chóireáil uasta a ghlacadh i Allopathy, bhí mé claonta i dtreo Hoiméapaite. Ag smaoineamh go mb'fhéidir gur féidir an fhadhb seo a chóireáil i

Hoiméapaite, leis na smaointe seo chuaigh mé go dtí an Clinic Homeopathy is mó sa chathair. Tar éis go leor ceisteanna agus tuarascálacha a fheiceáil, thug roinnt cógas. Tar éis na cógais seo a ghlacadh chuaigh mo chuid fadhbanna in olcas. Chuir mé an chóireáil seo ar athló anseo.

Rud eile a bhí coitianta san allopathy ná nár labhair aon dochtúir faoi bhia go dtí seo. Is ábhar iontais dom inniu go bhfuil modh chomh mór sin ann nach bhfuiltear ag caint faoi bhia.

Leaning I dtreo Cóireála Ayurvedic

Cé chomh deacair a dhéanaimid iarracht sláinte ár gcorp a fháil ar ais. Ach nuair a bhíonn an tsláinte seo againn, ansin níl meas againn air. Toisc go bhfuil sé ar fáil saor in aisce. Tá a fhios againn freisin praghas an ghrá a streachailt linn a fháil. Dá luaithe is eol dúinn é seo, is amhlaidh is fearr dúinn. Inniu tá mo shláinte caillte agam agus fuair mé arís é, tá a luach ar eolas agam. Tá an praghas ar eolas agam, agus sin an fáth a bhfuil an leabhar seo á scríobh agam. Is é an t-eolas seo atá agamsa an rud is luachmhaire ar domhan. Cosnaíonn na billiúin rúipí agus seoda diamaint náid os comhair an eolais seo domsa.

Tar éis an chóireáil a ghlacadh le dhá chineál modhanna, nuair nach tháinig aon réiteach amach, ansin smaoinigh mé ar chóireáil a ghlacadh leis an modh Ayurvedic. Shroich mé ospidéal Ayurvedic le mo thuarascálacha go léir. Tar éis na tuarascálacha go léir a iniúchadh ansin agus tar éis roinnt ceistneoir, scríobh roinnt cógas Ayurvedic. Bhí faoiseamh beag ó na cógais Ayurvedic seo, ach níor leor é. Lean mé ar aghaidh ag glacadh cógais ar feadh roinnt míonna agus shíl mé go mb'fhéidir go n-oibreodh na cógais seo anois, ach bhí gach rud in vain. Sa lá atá inniu ann nuair a bheidh an staidéar ar Ayurveda críochnaithe agam, feicim go raibh cógais Ayurvedic ann sa chóireáil sin ach ní raibh Ayurveda ann. Is é seo an fáth go bhfuil Ayurveda taobh thiar de Allopathy. Sa lá atá inniu tháinig mé ar an eolas go bhfuil an t-eolas ar Allopathy an-bheag os comhair Ayurveda. Sa lá atá inniu ann déileálann dochtúir Ayurvedic ar línte Allopathy. Níos tábhachtaí fós ná leigheasanna Ayurvedic in Ayurveda tá rialacha Ayurveda, nach mór dúinn a leanúint. Is cuimhin liom mo scéal, níor thug an dochtúir ach cógais dom, ach níor labhair sé faoi phrionsabail Ayurveda, mar sin conas is féidir liom aon leas a bhaint as cóireáil. Sin é an fáth go bhfuil mé ag rá go raibh leigheas ayurvedic ann ach ní raibh aon ayurveda ann. Bhí 2019 thart freisin leis an mbliain 2018, agus bhí mo chuid fadhbanna mar an gcéanna.

Caibidil 2 - Ceangal leis an Dúlra

Oifig a Aistriú

Ón áit seo bhí caibidil nua le cur i mo shaol. Bhí an t-athrú is mó de mo shaol ar tí tarlú. I mí na Samhna 2019, aistríodh m'oifig go dtí áit nua. Ba é sainiúlacht na hoifige seo ná go raibh dhá pháirc mhóra ar an dá thaobh. Toisc nach raibh mórán oibre san oifig, thosaigh mé ag caitheamh an chuid is mó den am sna páirceanna seo. Tar éis lóin a bheith agam, rachainn go dtí an pháirc agus luighfinn ar an talamh ann. Thuig mé rud amháin go raibh mo lón díleáite go héasca. Thuig mé rud amháin go bhfuil éifeacht an dúlra ar ár gcorp. Cuireann sé isteach ar ár galair. Anois ba ghnách liom níos lú a fheiceáil san oifig agus níos mó sna páirceanna. Bhí dhá nó trí mhí imithe tríd é seo a dhéanamh.

Céad Úsáid Bia Nádúrtha

Lá a bhí ann nuair a chinn mé cén fáth nach ndéanfaí athrú iomlán ar an aiste bia. Bhain an cinneadh seo le sailéad amháin a ithe don lá ar fad.

An tráthnóna céanna cheannaigh mé na comhábhair go léir den sailéad agus thug mé abhaile é. Ní dhéanfaidh mé dearmad go deo ar an lá sin den 5 Feabhra 2020 a d'athraigh mo shaol agus a choinnigh é. A léitheoirí, cuimhnigh ar an dáta seo mar go mbeidh an dáta seo in úsáid go minic. Ar maidin chuaigh mé go dtí an oifig tar éis ithe ach sailéad agus ghlac ach sailéad don lón. Tar éis dom an oifig a bhaint amach, tar éis dom cuid de na tascanna a chríochnú, chuaigh mé go dtí an pháirc mar is gnách. Sa lá atá inniu bhí an chuma ar an aer sa pháirc chomh fuar agus cumhra nach féidir liom a scríobh mórán i bhfocail. Tar éis sailéad a ithe don lá ar fad, faoin tráthnóna, bhí mé traochta, ní go fisiciúil ach le teanga. Go fisiciúil, bhí níos mó neart agam ná a chéile go laethúil. Tar éis dom an teanga a bhuaileadh, tógann mé bia bruite abhaile. Mar sin tríd is tríd bhí mé sásta go raibh mé in ann dhá bhéile as trí bhéile a thiontú ar a laghad.

An Chéad Úsáid Enema

Tar éis 4 go 5 lá tar éis an aiste bia a thosú, cheannaigh mé trealamh Enema freisin. An raibh sé an tráthnóna céanna cheannaigh mé é. Bhí fonn mór orm Enema a dhéanamh mar níor glanadh mo bholg i gceart ar feadh míonna fada. Sin an fáth a raibh dóchas arda agam ó Enema go nglanfadh sé an boilg go hiomlán. Sa chéim dheireanach de na fadhbanna, thuig mé má thosaíonn an boilg ag glanadh i gceart gach lá, ansin go dtiocfaidh deireadh go huathoibríoch le mo chuid fadhbanna go léir. Ar feadh na chéad 7 lá, rinneadh enema ar maidin agus sa tráthnóna agus ar feadh na 7 lá ina dhiaidh sin ag aon am amháin, i.e. go luath ar maidin. Stopadh an enema ina dhiaidh sin agus a cuid oibre críochnaithe. Glanann Enema an colon go príomha. Tar éis an colon a ghlanadh, má itheann bia íon, ansin tosaíonn an boilg ag glanadh go huathoibríoch. Ba mhaith liom roinnt taithí a bhaineann le Anima a roinnt libh go léir. Is cuimhin liom fós an tráthnóna nuair a rinne mé an enema den chéad uair, amhail is dá mbeadh nimh éigin tagtha as mo chorp. Ón taobh istigh den chorp, tháinig substaint cosúil le gual dubh amach ón taobh istigh den ábhar dramhaíola. Bhí go leor míonna salachar ag titim amach inniu. Agus bhí an taithí seo chomh iontach domsa gur roinn mé an rud seo le gach duine. Tar éis an éifeacht seo de enema bhí ceist i mo intinn cén fáth nach raibh a fhios agam faoi enema níos luaithe.

Ól Sú Glas

Tar éis enema a dhéanamh, bhíodh an boilg glan ach bhí sé déanach go leor, theastaigh uaim go mbeadh an boilg soiléir go luath ar maidin. Chun seo, thosaigh mé ag glacadh sú glas chomh luath agus a dhúisigh mé ar maidin. Ba é an chéad sú glas spionáiste agus trátaí. Bhí an dara sú glas ó gourd searbh. D'ól ceachtar den dá cheann sú. Éiríonn boilg soiléir tar éis uair an chloig go leith tar éis sú glas spionáiste agus trátaí a ghlacadh. Glanadh an boilg ach amháin tar éis leath uair an chloig de sú gourd searbh a ghlacadh. Tá spionáiste agus sú trátaí an-éasca a ghlacadh, agus blasann sé beagán delicious a ól. Ach tá sé beagán deacair sú gourd searbh a ghlacadh. Is cúis le sú gourd searbh pian éadrom sa bholg ar feadh na chéad trí nó ceithre lá, mar sin níor chóir go scaoll. Glanann sú gourd searbh an boilg go han-mhaith, i bhfocail eile, baintear an tuí as an tuí. Ní raibh sa ghalar ach an filth féin.

Conas Sú Glas a Dhéanamh

Sú glas spionáiste agus trátaí: - Tóg leath bunch de spionáiste agus trátaí. Nigh an dá cheann go críochnúil. Gearr i bpíosaí beaga é agus cuir sa mheascthóir é. Cuir 150 ml uisce agus é a mheascadh. Scag trí criathar é agus ól é.

Sú glas gourd searbh: - Tóg dhá nó trí gourds searbh mheánmhéide. Gearr i bpíosaí beaga é agus bain a síolta. Cuir i meascthóir é agus cuir 250 ml uisce leis freisin. Scag é agus é a ól, agus ól gloine uisce plain freisin.

Tá sú glas ólta agam go leanúnach ar feadh dhá bhliain. Úsáid mé an dá sú glasa seo i rith na bliana, go príomha sa gheimhreadh, ba ghnách liom sú trátaí agus sú gourd searbh a ithe sa samhradh.

Deireadh Gach Drugaí

Tar éis ach sailéad a ghlacadh i rith an lae agus bia cócaráilte baile sa dinnéar, stopadh na cógais go léir laistigh de na seacht lá atá romhainn, níor lean ach leigheas Thyronorm. Sna laethanta nuair a d'athraigh mé m'aiste bia, bhí thart ar 6 leigheas á n-ól agam, as a raibh deireadh le 5 leigheas.

An Scéal faoi Éirí Amach Thyronorm

Forordaítear Thyronorm, ar druga thyroid go príomha é, chun an leibhéal TSH a rialú. Is deacair ceann de na fadhbanna is mó agus is mó de Thyronorm a bhí agam a chur i bhfocail, ach déanfaidh mé iarracht. Bhí mothú iontach i mo shaol tar éis an leigheas seo a ghlacadh. Tá sé deacair an mothúchán seo a chur i bhfocail. Bhíodh dearcadh ann maidir le rudaí a dhéanamh. Bhí mé fuinniúil i rith an lae. Bhí mé lán le fuinneamh dearfach. Bhí na rudaí seo go léir laistigh dom, ach ón am a thosaigh mé ag tógáil air, bhí na rudaí seo go léir imithe ó mo shaol. Anois i mo shaol níl an mothú iontach sin ná an dearcadh sin. Bhí an saol díreach á maireachtáil. Maidir liom féin ní raibh an saol seo ach mar ualach. Amhail is dá gcuirfí pionós orm as botún éigin agus an pionós sin á fhulaingt agam. Ní raibh uaim ach fáil réidh leis an pill seo. Déan straitéis chun an pill seo a scor tar éis 10-15 lá tar éis athrú ar aiste bia. Ba é an straitéis ná go laghdódh mé an druga go dtí 6.25mcg in aghaidh na seachtaine. Trí seo a dhéanamh ní bhraitheann mo chorp go bhfuil an leigheas fágtha agam. Sna laethanta sin ba ghnách liom Thyronorm 50mcg a ghlacadh. Bhí straitéis ann freisin, go n-íosfainn an 50mcg iomlán lá amháin, agus an lá dár gcionn go n-íosfainn 37.50mcg, i.e. 12.50mcg níos lú. Má dhéanaim ríomhanna ar an mbealach seo, ansin d'ith mé níos lú leigheas 6.25mcg in aghaidh na seachtaine. Ar an mbealach seo, stop mé an druga ar fad laistigh de mhí go leith tríd an druga a laghdú go 6.25 mcg in aghaidh na seachtaine. D'fhoghlaim mé ó thaithí san am atá caite go dtagann an éifeacht diúltach ar an gcomhlacht trí lá tar éis éirí as an leigheas. Sin an fáth a rinne mé an straitéis seo, tar éis laghdú 12.50mcg lá amháin díreach, an lá dár gcionn ba chóir an pill 50mcg iomlán a ghlacadh.

Is é mo thaithí nach bhfuil ach toradh ar tharla agus méadú TSH, easpa rialaithe glúcóis, minicíocht mhéadaithe brú fola, dul as rialú colaistéaról, etc., agus ní bheidh rath ar oibriú ar an toradh. Tá cúis taobh thiar den toradh. Tá obair le déanamh chuige sin. Ní féidir liom na cúiseanna sin a rá ach i gcúig fhocal. Gás, Aigéadacht, Constipation (ie, gan an boilg a ghlanadh), Kapha agus aigne neamhrialaithe. Is é seo an bhunchúis le 90% de ghalair an domhain. Ní oibríonn dochtúirí uile an domhain ach ar an toradh ie comharthaí, a chonaic mé le linn mo dhá bhliain den tinneas. Ach oibríonn an t-eolas ársa ar ár dtír, Ayurveda, ar na cúiseanna seo. Ach níl dochtúirí Ayurvedic an lae inniu ag leanúint leis an eolas seo ach ag cóipeáil cosáin eile. Dá bhrí sin, ní thugann cóireáil Ayurvedic aon toradh sonrach.

Mo Eispéireas Ar Thrialacha

Táim ag caint faoi Thástáil Fola, Scanadh CT, MRI, Ionscópacht, Colonoscopy. Cad is brí leis na tuarascálacha seo? Ní deirim ach an oiread go bhfuil sé go hiomlán gan brí, ná ní ráim go bhfuil sé go hiomlán gan brí. Deirim gur chóir go mbeadh a fhios ag dochtúir a bhfuil taithí aige cad é an fhadhb ach ó thuairisc duine ar a chuid fadhbanna. Ach anseo, in éineacht leis na sonraí, déantar an comhlacht ar fad a scrúdú freisin agus in ainneoin na n-iniúchtaí seo, ní aimsítear an réiteach. Mar a luadh in Ayurveda, má dhéantar obair ar na trí chúis, ansin beidh na himscrúduithe go léir gan brí. Mura bhfuil ach trí bhunchúis leis an bhfadhb, ansin cad é an gá atá le himscrúdú, cén fáth nach n-oibreoidh tú ar na cúiseanna sin go díreach. Is é an cúigiú cúis atá léirithe agam ná nach fiú an aigne neamhrialaithe labhairt faoi. Ní féidir le meaisín ar bith ar domhan na cúiseanna atá léirithe agam a insint, ach ní féidir ach le duine na fadhbanna sin a insint. Mar sin níl mórán tábhachta ag baint leis an imscrúdú. Níl aon tástáil déanta agam le dhá bhliain go leith anuas, agus ní dhéanfar é go ceann eile de mo shaol. Tá sé foghlamtha agam conas a bheith sláintiúil. Tá a fhios agam freisin conas a éiríonn an corp tinn. Ní eolas iontach é seo, is féidir leat é a fhios freisin.

Ciallaíonn sláinte sláinte sa chorp agus san intinn. I ré an lae inniu, ní dhéantar ach an corp a chóireáil, ar na hairíonna freisin agus ní ar an gcúis nach gcaitheann aon duine an intinn ar chor ar bith. Mura n-oibrímid ar an dá fhadhb le chéile, ní bhainfimid tairbhe iomlán as. Mar sin, in éineacht leis an mbia ceart nádúrtha, ní mór baint a bheith aige le spioradáltacht. Cneasaíonn bia nádúrtha an corp agus leigheasann spioradáltacht an intinn.

Fadhb Nua Tar éis Míosa Aiste Bia

Tá scéal beagnach tar éis tosú ar an aiste bia, as a gheobhaidh tú a lán a fhoghlaim. 10 Márta 2020 Ar lá Holi, tagann cuid de mo chairde chuig an teach. Chonaic siad mo chorp, thosaigh siad ag fiafraí an bhfuil tú ceart go leor, tá tú tar éis éirí an-lag. Ar an mbealach seo, aon duine a fheiceann mo lucht aitheantais déarfadh sé ach rud amháin: go bhfuil tú tar éis éirí an-lag. Ach ar an lá Holi, an bealach a chuir siad an cheist, ghlac mé ró-dáiríre. Anois thosaigh mé ag smaoineamh ar mheáchan a fháil as seo. shíl mé go leor faoi cad a ithe le meáchan a fháil. Fuair mé na torthaí is fearr ó aiste bia i mí amháin, mar gheall ar a fuair mé eolas freisin ar bhia ceart agus mícheart. Mar sin, ní raibh mé in ann an bia céanna a ithe agus a bhí roimhe seo. Dá ndéanfainn amhlaidh, bheadh mo chuid trioblóidí tagtha ar ais, bhí sé cinnte agus bhí a fhios agam go maith. Rinne mé smaoineamh amach. Shíl mé cén fáth nach n-itheann Whey Próitéin. Rinne mé taighde ar phróitéin meadhg, fuair mé amach go bhfuil trí cháilíocht aige freisin, ceann Simplí, an dara Isolate, an tríú Hidrealaithe. Is é an difríocht ná go bhfuil Simplí trom le díolama, isolate níos fearr ná sin, agus ní gá Hydrolyzed a dhíleá, tá sé Ionsúite Díreach. Tá hydrolyzed chomh costasach sin de réir a rátaí gur fíorbheagán daoine é a cheannach. D'ordaigh mé an ceann hidrolyzed, ag smaoineamh gur chóir go mbeadh an hassle díleá fós, ba chóir é a ionsú go díreach. Ithim an próitéin meadhg seo ar feadh thart ar thrí nó ceithre lá agus feicim go bhfuil go leor dó sa fual. Tar éis sin stop mé ag ithe é. Bhí mé ag smaoineamh ar cé dó a bhfuil meáchan á fháil agam. De bharr an méid a bhaineann leis an aiste bia atá á ghlacadh agam, tá laghdú 90% tagtha ar mo chuid fadhbanna, agus beidh mé sláintiúil go hiomlán amach anseo. A bhfuil mé ag meáchan a fháil, ní bheidh siad ag teacht chun iompróidh mo Trioblóidí, beidh mé é a iompar. Mar sin, cén fáth ar chóir dom éisteacht le duine ar bith? Tar éis an lae sin, d'fhreagair aon duine a labhair liom trí bhualadh air sa chaoi is go ndúnfaí a bhéal. Má tá a fhios ag gach duine as sin, gheobhaidh tú freagra an-dona. As sin go dtí inniu níor smaoinigh mé riamh ar mheáchan a fháil.

Rud amháin eile ba mhaith liom a roinnt leat gur gnách liom dul go dtí an seomra aclaíochta in 2012, 2013 agus 2014. Níor ghlac mé Forlíontaí agus Púdar Próitéin riamh fiú tar éis giomnáisiam a dhéanamh. Ach féach ar mo intleacht anseo inniu, díreach a dhéanamh ar mo chorp cuma breá. Sa lá atá inniu ann táimid ag maireachtáil saol seó, is cuma linn conas atá ag éirí lenár gcorp ón taobh istigh. Don eipeasóid sin, thug mé suas go hiomlán saol na láithrithe. Is é an t-aon difríocht atá tábhachtach domsa ná an bhfuilim láidir agus sláintiúil ón taobh istigh, an bhfuil m'intinn lán de smaointe dearfacha nó an bhfuil mé lán-fhuinnimh nó nach bhfuil.

Roinnt Athruithe ar Bhia Nádúrtha le linn Glasáil

Go dtí seo ní raibh mé ag ithe ach sailéad ar feadh laethanta iomlána agus sa dinnéar bhí an bia cócaráilte sa bhaile bia cócaráilte sa bhaile. Ach bhí a fhios agam más mian liom a ghnóthú go hiomlán, ansin beidh athrú ar an dinnéar freisin. Seo a leanas an bia a bhí á ghlacadh agam don dinnéar, 4 rotis cruithneachta, lintilí (moong masoor agus urad dal go príomha) faghartha agus glasraí le spíosraí. Bhí na trí rud seo go léir chun fadhbanna a chruthú. Is iad seo a leanas a gcuid fadhbanna: Bataí arán cruithneachta sna intestines, agus chomh luath agus a ólann muid uisce, sroicheann an t-uisce an intestines, tosaíonn gás a fhoirmiú. Déanann gach bíog gás agus má tá an corp aigéadach ansin táirgeann sé aigéadacht freisin. Ach ní mór duit a thabhairt faoi deara rud amháin a dhéanann gach bíoga gás cibé acu duine sláintiúil nó duine míshláintiúil. Táirgeann glasraí le faghartha agus spíosraí gás agus aigéad araon. Ach is é an rud suimiúil a thabhairt faoi deara anseo go n-itheann fiú duine sláintiúil na bíoga a tháirgeadh gás. Dá bhrí sin ba chóir do dhuine sláintiúil a thabhairt faoi deara go bhfuil glasraí níos fearr ná bíoga. Ná bíodh imní ort faoi Próitéin, labhróidh mé tuilleadh faoina fhoinse is fearr. Ar na cúiseanna seo, bhí sé riachtanach an béile dinnéar a athrú. Cé go bhfuil cibé sonraí a thug mé anseo, ní raibh an t-eolas seo agam ansin, ach bhí a fhios agam go cinnte go bhfuil fadhbanna leis na bianna seo, mar trí athrú a dhéanamh ar aiste bia an lae, bhí sé foghlamtha agam cad é an difríocht idir bia bruite agus amh. bia. Ar na cúiseanna seo, bhí mé ag iarraidh an béile dinnéar a athrú.

Mar thurgnamh, d'ordaigh mé roinnt táirgí ar líne. Ina raibh trí rud go príomha, Rís Donn, Muiléad agus Coirce. Bhí orm iad a ithe ceann ar cheann agus déan cinnte cén rud atá ag déanamh gáis agus aigéad agus cé acu nach bhfuil.

Athrú Eile Le linn Lockdown

Cá háit go dtí seo ní raibh mé ag ithe ach sailéad an lá ar fad, rinne mé roinnt athruithe le linn an ghlasála. Anois tá mé tosaithe ag ithe torthaí freisin. I dtorthaí, d'ith mé na torthaí go léir ceann ar cheann agus thug mé faoi deara a nDearfach agus a nDiúltach. I measc na dtorthaí a d'ith mé bhí úlla, papayas, fíonchaora, bananaí, pineapples, pomegranates, etc.

Eat 3-3 torthaí le chéile. Is é an rud is fearr a tháinig amach ná gur fearr i gcónaí ach torthaí amháin a ithe ag an am. An chuid is fearr de na torthaí a tháinig amach chugam ná papaya. Tá Papaya chomh iontach go bhfuil an toradh seo fós san áireamh i mo aiste bia agus tá sé curtha san áireamh i mo aiste bia i gcónaí le dhá bhliain go leith anuas. Na laethanta seo ba ghnách liom papaya a ghlacadh ar maidin tar éis sú glas a ól. Ag an am seo thosaigh mé ag ithe bananaí amháin. Tá banana beagán trom a díolama, mar sin tar éis mí go leith de aiste bia, thosaigh sé ag ithe banana. Ba iad na cáilíochtaí is fearr a chonaic mé i banana, faigheann duine a lán neart trína ithe, sa dara háit tá roinnt gnéithe den sórt sin ann a choimeádann na matáin sásta agus a choimeádann na matáin ar a suaimhneas. Má tá duine ag fulaingt ó insomnia, caithfidh sé banana a ithe. Anois pléim an aiste bia iomlán leat i mí an Mhárta 2020. Chomh luath agus a dhúisíonn tú ar maidin, tugtar thíos sú glas, papaya ag thart ar 9.00 pm, 12.00 sailéad banana agus dinnéar don lá ar fad.

Cé a d'éirigh amach a bheith ar an chuid is fearr i measc Millet, Brown Rice agus Coirce

Ar an gcéad dul síos, rinneadh agus ith ríse donn cosúil le khichdi, thaitin sé níos fearr liom ná lintilí, rís bán agus roti cruithneachta. Léirigh ríse donn torthaí níos fearr i ngás, aigéad, constipation etc. ná mar a bhí roimhe seo. Bhí rís donn níos fearr ná roti agus bíoga ach ní raibh gach rud go maith. Anois thosaigh mé ag ithe Coirce. Bhí coirce fíor-úsáideach agus bhí fadhb aige le díleá. Casadh Millets a bhí ann anois. Bhí go leor eagla i m'intinn faoi Millets, mar níor ith mé Muiléad riamh roimhe seo. Seachas seo, tá an méid snáithín i Millets Millets ard freisin, ionas nach féidir é a dhíleá. Leis na ceisteanna seo go léir, rinneadh Millets ar deireadh. Bhí an toradh a bhí agam tar éis ithe go hiomlán contrártha le mo smaoineamh. Bhí sé an-éadrom a díolama. Bhí an gás seo níos fearr ná gach gránaigh i dtéarmaí aigéadacht agus constipation. Ó Mhárta 2020 go dtí inniu Lúnasa 2022, ní itheann mé ach muiléid i ngránaigh. Ní fhaca mé grán níos fearr ná seo.

Straitéis Nua chun Riocht an Bhoilg a Bhaint

Bhí mo chuid fadhbanna imithe ó 80% go 90% laistigh de chúpla lá. Fuarthas an céatadán céanna sochair freisin i stiffness an boilg, ach bhí roinnt teannas agus stiffness fágtha fós. Bhí mé i gcónaí ag iarraidh mo chorp a fháil 100% mar a bhí roimhe seo. Ní raibh mé réidh le comhréiteach fiú beagán. Bhí a fhios agam, má tá stiffness agus brú na boilg le baint, go gcaithfear sos a thabhairt dó ar feadh cúpla lá. Is éard atá i gceist le scíth a ligean go simplí éirí as bia soladach ar feadh cúpla lá agus teacht ar aiste bia leachtach. Anois níor thosaigh mé ag ithe ach watermelon agus melon ar feadh an lae ar fad. Laistigh de sheachtain, d'éirigh liom mo straitéis. Bhí mo bholg go hiomlán suaimhneach, bhí stiffness agus teannas an bholg imithe 100%. Níl sé éasca é seo go léir a dhéanamh, ach an té a bhfuil dúil aige a sheanchorp a fháil, is cinnte go ndéanfaidh sé é.

Eolas Nua Faoi Fhoirmiú Gáis

Sa chur síos thuas, tá sé feicthe agat go bhfaca mé conas a fhaighim réidh leis an stiffness agus brú mo bholg trí melon agus melon a ithe ar feadh an lae ar fad i.e. teacht ar aiste bia leachtach. Ach tar éis an aiste bia seo bhí fadhb tar éis teacht chun cinn, is é sin go raibh gás á dtáirgeadh sa bholg. Níorbh fhéidir liom a thuiscint nuair a bhíonn mo rian díleá ar fad (boilg) glanta agus mé ag glacadh bia íon ansin cén fáth a bhfuil an gás seo á fhoirmiú. Ag an am sin, ní raibh gás agus aigéad níos lú ná ollphéist scanrúil dom. Níl sé chomh héasca agus a fhéachann sé, agus tá an rud seo ar eolas go maith ag an duine atá ag fulaingt ó ghás agus aigéadacht. Anois thosaigh mé ag fiosrú na cúiseanna atá leis seo, tar éis sin tháinig mé ar an eolas faoi bhunchúis eile foirmiú gáis. Tháinig mé ar an eolas cheana féin faoin dá bhunchúis le gás a fhoirmiú, toisc gurb é an salachar sa bholg an chéad bhunchúis agus is é an dara bunchúis ná bia a tháirgeann gás a ithe. Is é an tríú bunchúis arb é an t-eolas deiridh domsa freisin ná má bhíonn triomacht sa bholg ansin ginfear gás. Tarlaíonn garbhacht nuair a bhainimid an greasiness. Agus is é seo a rinne mé, glanadh mo chorp chomh iontach sin trí sú glas agus melon watermelon a ithe an lá ar fad ar maidin go raibh greasiness an rian díleá imithe. Úsáidtear gee bó dhúchasach chun míne a thabhairt ar ais go dtí an Rian Díleácha agus chun triomacht a bhaint. Nuair a bhíodh muiléad á ithe agam tráthnóna, bhíodh dhá nó trí spúnóg ghee measctha agam le hithe. Bhí fadhb an gháis imithe go hiomlán i gceann amháin nó dhá lá. Tar éis ghee a chaitheamh go leanúnach ar feadh 7 lá, cuireadh stop lena thomhaltas. Bhí obair ghee thart. Ba é seo an eagna deiridh dom. Seans gur beag an t-eolas seo i do shúile, ach tá tú mícheart mar má bhuann tú ar ghás, ansin beidh 70% de ghalair an domhain faoi do smacht. Níl an gás chomh héasca agus a fheiceann tú é.

Ag tosú Muiléad faoi dhó

Ar feadh trí nó ceithre mhí, níor itheadh bia cócaráilte ach ag am amháin san oíche inar itheadh muiléid amháin. Ina dhiaidh sin rinne mé athrú mór ar mo aiste bia agus thosaigh mé ag cur Millets faoi dhó. Ceann san iarnóin idir a haon a chlog agus a trí a chlog agus an ceann eile don dinnéar.

Bhí Roinnt Aigéadach Fós ann

Fiú amháin tar éis ceithre nó cúig mhí tar éis a bheith ar aiste bia, fágadh méid áirithe aigéadachta fós. Sa lá atá inniu tá a fhios agam seo go han-mhaith, má theastaíonn uainn corp sean agus sláintiúil mar a bhí roimhe seo, ansin ní mór déine an aiste bia seo a dhéanamh ar feadh bliana go leith ar a laghad. Le linn seo gheobhaidh tú eolas ar bhia atá ceart agus mícheart. Tar éis sin, fiú tar éis an tréimhse seo a rith, leanfaidh tú leis an aiste bia seo. Is dóigh leo siúd nach leanann an aiste bia seo go bhfuil siad siúd a dhéanann an aiste bia seo tar éis go leor a thabhairt suas. Ach tá a fhios ag an domhan ar fad a dhéanann an aiste bia seo gur beag é gach duine a d'fhág ach go bhfuair sé go leor. Tar éis an aiste bia seo a dhéanamh, fuair mé na rudaí seo de réir a chéile. Seanchorp caol agus sláintiúil, Suaimhneas síoraí sa chorp i gcónaí, Bí lán le Dearfach, Coinnigh an aigne socair Le bheith fuinniúil i gcónaí, úire san anáil, meon seirbhíse a bheith agat .i. Ag Freastal ar an Dúlra, etc. Sa saol laethúil , déanann daoine iarracht an-deacair iad a fháil, ach déantar é seo go léir a bhaint amach go héasca leis an mbia ceart, sláintiúil agus nádúrtha. Sin an fáth a fhágann muid fíorbheagán ach a fháil níos mó.

Dá bhrí sin, más rud é go raibh beagán aigéadacht ann in ainneoin an aiste bia ceithre mhí, ansin níl sé i bhfad. Tá aigéadacht freisin go príomha mar gheall ar thrí nó ceithre chúis. Na cúiseanna lena dtarlaíonn sé seo, ar tháinig mé ar an eolas ó mo thaithí, cuirfidh mé na cúiseanna sin i láthair os do chomhair. Nuair a fhoirmítear gás sa bholg agus nach bhfuil tú in ann é a dhíbirt, ansin scaipeann an gás sin ar fud an choirp agus nuair a bhíonn an gás sin sa bholg (an chuid uachtarach den bholg a dtéann bia isteach ar dtús agus a roinntear ina phíosaí beaga le haigéad) isteach. . Tar éis an gás a bhaint amach go dtí an boilg, mothaíonn an boilg go bhfuil rud éigin digestible tagtha, agus tosaíonn an t-aigéad ag díbirt. Mar sin, aon uair a fhoirmítear gás agus mura bhfuil tú in ann gás a dhíbirt, déanfar aigéad a fhoirmiú i do bholg freisin. Is é an dara príomhchúis le aigéadacht bia. Tá a fhios againn nach ionann blas an bhia ar fad, tá roinnt bia fuar, tá roinnt bia te agus roinnt bia meánach, i.e. fiú. Seo a leanas na cinn ar a dtug mé Aigéadacha faoi seach. Is é bainne an bia is aigéadach. In éineacht le Aigéadach, déanann sé cheats agus cruthaíonn sé Chakravyuha freisin. Caithfidh tú a bheith ag smaoineamh cén cineál cainte atá á rá agam. Tuigimís é. Má tá aigéadacht agat agus má ólann tú bainne fuar, ansin beidh do aigéadacht socair síos ann, ach cuimhnigh go ndéanfaidh an chéad aigéadacht eile an bainne seo. Ar an mbealach seo tá tú gafa ina mheabhlaireacht agus ina gcathair ghríobháin. Chaith mé ach dhá bhliain i dtrioblóid, caillfidh roinnt daoine a saol ar fad, ach nach bhfuil siad in ann teacht ar an namhaid. Mar a thógamar an sampla bainne, tá ag éirí go maith leis ag nóiméad amháin ach sa dara nóiméad tá sé ag déanamh go holc freisin. Sin an fáth nach mbeidh muid in ann a thuiscint go bhfuil bainne go dona. Ní mór an namhaid a aithint sula gcoimeádtar an namhaid uaidh féin. Anseo le bainne, is éard atá i gceist agam bainne chomh maith le gruth, im, meadhg, tae, caife, agus gach milseán déanta as bainne. Is é an tríú bia aigéad-fhoirmithe gach cineál bíoga. Ní mór a fhios, má mhéadaíonn aigéad uric duine éigin, go gcuireann an dochtúir cosc air rudaí saibhir i bpróitéin a ithe, ina bhfuil bíoga den chuid is mó, a itheann muid chun an próitéin a chomhlíonadh. Agus ba chóir duit a thabhairt faoi deara freisin rud amháin a dhéanann gach bíoga gás, is é sin ábhar difriúil, go bhfuil tú in ann an gás a dhíbirt, ionas nach mbeidh aon fhadhb agat le bíoga ithe. D'fhéadfadh ceist a thagann chun cinn i d'intinn b'fhéidir go bhfuil córas díleá duine lag, mar gheall ar an ngás seo á fhoirmiú. Mar sin ba mhaith liom a insint duit go bhfuil chomh maith le ithe bananaí Millet 4, agus torthaí eile, a ithe mé freisin 100 gram de peanuts orgánach sáithithe. Is cruthúnas ann féin é a bheith in ann peanuts amh a dhíolama go laethúil i gcainníocht den sórt sin go bhfuil an córas díleá agus an tine díleácha araon láidir. Déantar aigéadacht as uisce. Tá an t-uisce i roinnt áiteanna aigéadach, mar sin deoch níos lú uisce mar nuair a itheann tú torthaí agus glasraí, beidh an gá atá le huisce a bheith níos lú toisc go bhfuil iontu ach thart ar 95% uisce.

Cé go raibh mo aigéadacht os cionn 90%, ach bhí cuid de fós ann, agus úsáid mé indiach desi mishri chuige sin. Sna 7 go 8 mí atá romhainn, bhí an aigéadacht 100% os a chionn. Roinnim leat eachtra a bhaineann le aigéadacht. Scriosann aigéadacht an boilg chomh dona sin nach raibh mé in ann Om a fhuaimniú fiú tar éis 4 go 5 mhí tar éis a bheith ar aiste bia. Luaitear Om leis an Rian Díleácha iomlán. Ina bhfuil na trí chuid de do bholg, scornach agus teanga san áireamh. Mar sin tá sé an-tábhachtach an aiste bia a dhéanamh ar feadh tréimhse fada.

Cuardach Chun Rud éigin Cumhachtach

Na rudaí a bhí á ithe agam go dtí seo sa bhia, bhí sé de chineál ar Aiste bia Healing. Ach anois tar éis 8 mí bhí mo chóras díleácha go hiomlán láidir. Anois bhí mé ag iarraidh roinnt athruithe a dhéanamh ar an aiste bia. Tar éis an aiste bia seo, bhí mo mheáchan laghdaithe go mór freisin. Rud a theastaigh uaim a fháil ar ais arís. Ní raibh mé in ann bainne a ithe agus mé i mo chónaí sa chathair. rud a chabhraíonn go leor i méadú ar an meáchan. Bealach eile ná torthaí tirime a ithe. Ach ní raibh sé éasca torthaí tirime a dhíolama. Ar dtús thosaigh mé ag ithe peanuts. Is féidir piseanna talún a ithe freisin i gcainníochtaí móra agus fanann sé sa bhuiséad. Bhí mo chéad taithí le Peanuts an-dona. Toisc go raibh sé an-te. Chun a chaith mé na peanuts go léir i fearg. Ach bhí sé an-éasca a díolama. Anois thuig mé rud amháin, má tá a theas rialaithe ar bhealach éigin, ansin is féidir é a áireamh sa réim bia laethúil. Ba é an peanut a thug mé Peanut Rósta.

Anois an uair seo thug mé peanuts amh. Agus é sáithithe ar feadh 8 uair an chloig agus d'ith sé. Anois bhí sé rud beag trom le díleá, ach bhí an teas a bhí ina chuid de, is é sin, teas imithe as. Ina dhiaidh sin rinne mé roinnt athruithe, chuardaigh mé peanuts orgánacha agus ní raibh aon ghanntanas sa mhargadh áitiúil ach bhí sé ar fáil ar líne. As sin go dtí an lá inniu, ithim peanuts orgánacha atá sáithithe ar feadh 8 uair an chloig ar a laghad ó thart ar 50 gram go 100 gram.

Comhlánaíonn sé mo próitéin agus comhlíonann sé saill mhaith freisin. Is é mo thaithí féin é an rud is cumhachtaí ar domhan. Nuair a thosaigh mé seo, roimhe sin ba ghnách liom siúl thart ar chiliméadar nó dhó sa pháirc, ach tar éis é a chaitheamh, thosaigh mé ag siúl go leanúnach ar feadh 8 go 10 ciliméadar. Seo a leanas roinnt taithí eile a bhí agam. Ar dtús tá an craiceann bog ciallaíonn sé go bhfanann an ghruaig go hiomlán silky. Is é sin, tá a éifeacht freisin ar an ghruaig agus craiceann. Fuair mé amach go bhfuil an leibhéal próitéin is fearr aige. Tá leibhéal próitéine bainne aige. Tá a fhios againn go léir go bhfuil bainne den chaighdeán is airde mar go bhfuil na aimínaigéid go léir le fáil ann. Ach tá go leor míbhuntáistí ag baint le bainne a ithe, mar sin is fearr Píseanna talún Orgánach a ithe.

Ag tosú ag ithe Muiléad trí huaire

Tá tú ag feiceáil conas a d'úsáid mé níos mó bia amh agus níos lú bia cócaráilte le linn na céime tosaigh den aiste bia. Ina dhiaidh sin thosaigh mé ag méadú go mall ar chainníocht an bhia bruite. Ba í an chúis leis seo a dhéanamh ná go raibh aiste bia níos cneasaithe ag teastáil ón gcorp ar dtús agus de réir mar a d'éirigh leis an gcorp, thosaigh mé ag méadú ar an méid bia cócaráilte. Ach cuimhnigh, níor ith mé ach muiléid. Ní itear cruithneacht de roti, rís agus bíoga. Thosaigh mé ag ithe Millets faoi thrí tar éis thart ar 8 go 10 mí.

Ag tabhairt isteach glasraí Tempering agus Seasoning

Níor ith tadka agus glasraí spíosúla ar feadh beagnach bliain. Bhain mé leas iomlán as. Rinne mé aithrí ar feadh bliana, ach gheobhaidh mé an toradh air don chuid eile de mo shaol. Mar gheall air seo d'éirigh mo chóras díleáite an-láidir agus bhí mé in ann mo sheanchorp a fháil arís. An sean-chorp sin ina mbíodh pé rud a chuir tú isteach ann chun gach rud a dhíleá. Sa lá atá inniu tá dhá eolas agam, is rud an-luachmhar é comhlacht amháin, an rud is luachmhaire sa domhan ar fad, ná cuir truflais ann, ná cuir ach bia nádúrtha beo níos mó agus níos mó agus bia íon atá cócaráilte sa bhaile. Is é an dara heolas a fuarthas ná go bhfuil a fhios ag duine an difríocht idir bia mícheart agus bia ceart. Cé go bhfuil an bia mícheart chomh maith le feiceáil ó thuas, agus feicfidh tú freisin go bhfuil an domhan ar fad ag ithe é, ach tá sé mícheart. An lá a tháinig gach duine ar an eolas faoi bhia ceart agus mícheart, an lá sin bheadh na hospidéil go léir imithe ón domhan. I ndáiríre tuigimid go bhfuil an galar sa chorp, ach is é an réaltacht go bhfuil an galar sa bhia. Mar sin ba chóir gur leatsa an chóireáil nó an bia. I bhfocail eile, is féidir a rá nach tusa an galar ach an bia. Is í an cheist atá agam duit ná cad é do chorp? Is bia é do chorp, mar a itheann tú, beidh do chorp mar sin.

Dá bhrí sin, ná hith bia ach amháin chun an teanga a shásamh, ach roghnaigh cad é an bia ceart don chorp. Agus sin an méid a rinne mé, mo theanga a rialú agus níor ith meadhrán agus glasraí spíosúla ar feadh bliana. Ach inniu ithim glasraí le tadka agus spíosraí. Ach cuimhnigh, ithim muiléad fós i ngránaigh.

Geallta agus Laoch de réir Imthosca

Is féidir le go leor béilí a bheith ina villain nó ina Laoch do dhuine ar leith ag brath ar na cúinsí. Ba mhaith liom a mhíniú duit trí shampla. Is rud maith agus iontach é peanuts orgánacha. Tá sé go hiomlán íon freisin agus mar gheall ar a bheith orgánach, tá sé saor ó cheimiceáin freisin. Má itheann duine sláintiúil an peanut orgánach seo, ansin tá sé ina laoch dó, ach má itheann duine míshláintiúil é, go háirithe an ceann a bhfuil a chóras díleá lag, ansin gníomhóidh sé mar villain dó. Toisc go bhfuil an duine a bhfuil a chóras díleácha lag, ní dhéanfaidh sé é a dhíleá agus mar gheall ar easpa díleá, cruthófar ama sa chorp, rud is nimh mall. Mar sin ithe ach an méid is féidir leat a díolama, ní cén bia atá ag fás. Seo sampla a thug mé de rud maith, anois tabharfaidh mé sampla de rud mar sin atá ina Íosánach do chách, fiú má tá sé díleáite go maith. Bainne ar fáil sa mhargadh nó sna cathracha. Is ábhar difriúil é nach bhfeiceann tú a diúltacht in aon lá amháin, ach feidhmíonn sé mar nimh mall duit. Glacaimis sampla eile, go háirithe an mearbhia go léir atá bruite in ola, má tá an bia gasta céanna le déanamh níos dochair, glac leis freisin go bhfuil sé déanta de phlúr maida nó gram. Is villain é seo freisin do gach duine. Níl aon cháilíochtaí laochúla aige. Oibríonn sé freisin mar Slow Poison. Tá rud ar leith faoi Villains a dhéanann nimh mall, téann ár saol ar aghaidh agus níl a fhios againn fiú iad mar Villains. Fiú nuair a bhíonn muid tinn, ag an am sin níl a fhios againn fós cén bia a fheidhmeoidh mar villain dúinn agus cén bia a fheidhmeoidh mar laoch. Creid dom, má fhoghlaimíonn tú bia a scaradh ó villain agus laoch, fanfaidh galair ar shiúl uait. Agus rud amháin níos tábhachtaí ba chóir duit a chur i bhfeidhm sa saol ná gur chóir duit bia a ithe i gcónaí ag smaoineamh ar do dhóiteán, do cháilíochtaí agus do lochtanna. Toisc nach mbíonn na trí cháilíocht thuasluaite mar an gcéanna i gcónaí, bíonn tionchar ag go leor rudaí air. ar nós na haimsire. Ní fhanann do thine, do bhuanna agus do lochtanna mar a chéile i ngach séasúr. Aimsir Níl ach sampla amháin tugtha agam, tá go leor fachtóirí eile a théann i bhfeidhm air. Míneoimid go mion faoi Agni, Gunas agus Doshas i gcaibidil dar teideal Learning from Ayurveda.

Mo Eispéireas Ar Ola Cócaireachta

Breathnaíonn na holaí cócaireachta go léir a úsáidtear i mbia mar an gcéanna, ach i ndáiríre níl sé. Deir roinnt daoine go bhfuil ola cócaireachta díobhálach don tsláinte. Ní aontaím lena phointe. Ach deirim freisin gurb é ola cócaireachta an namhaid is mó dár sláinte. Caithfidh tú a bheith ag smaoineamh conas is féidir liom an dá rud a rá láithreach. Mar sin tá sé riachtanach fíor-réaltacht ola cócaireachta a thuiscint. Is leigheas é ola preas fuar. Ciallaíonn preas fuar ola cócaireachta nach bhfuil bruite fiú uair amháin. Tabhair faoi deara go bhfuil an ola cócaireachta atá suite i do chistin fiuchphointe uair amháin freisin. Is ábhar difriúil é nach bhfuil a fhios agat faoi go fóill. Is é an ola cócaireachta a bhaintear as an bpróiseas preas fuar an t-aon ola nach bhfuil bruite. Anois má bhaintear an ola atá suite i do chistin trí phróiseas fuarbhrú, ansin oibreoidh sé mar leigheas freisin. Anois is é an scéal fíor go bhfuil an níos mó uaireanta an ola bruite, is amhlaidh is mó nimhe é. Níl an ola atá suite i do chistin bruite ach uair amháin, mar sin ní gá duit a bheith buartha, fós má úsáideann tú preas fuar, beidh sé i bhfad níos fearr do do shláinte. Ach an bhfuil a fhios agat, cé mhéad uair a bhí an ola sin bruite tar éis dul go dtí an margadh agus rudaí friochta a ithe, fiú má deirim 1000 uair, tá sé níos lú. Toisc nach n-athraíonn an ola sin choíche, fiuchann sé an barra ola bruite céanna arís agus arís eile go ritheann sé amach. Níl tú ag ithe aon bhia ag dul go dtí an margadh, ach ag ithe nimhe. Díreach nach bhfuil a fhios agat, cén fáth go bhfuil an nimh mall, millteann sé go mall do shláinte, mar sin ní bheidh tú in ann é a dhéanamh. Tá an gadaí i láthair in bhur measc, ach níl a fhios agat. Breathnaíonn an dá olaí mar an gcéanna leis na súile, mar sin ná muinín na súile, ach tá rud amháin is féidir a fháil amach, is é sin cealla do chorp. Ráthaím go n-aithníonn ár

gcomhlacht gach bia ceart agus mícheart, ach deirtear linn aird a thabhairt ar an gcomhlacht. Feiceann tú duine atá ag déanamh machnaimh agus é ag tabhairt an bhia mícheart dó, inseoidh sé i ngiorracht dó, Dearfach agus Diúltach an bhia sin. Caithfidh tú a bheith ag smaoineamh go bhfuil mé ag fánaíocht ón ábhar. Ní hea, ciallaíonn machnamh gur cuid den tsláinte é an mhachnamh. Sin é an fáth sa leabhar seo, chomh maith le heolas ar bhia, gheobhaidh tú rialacha Ayurveda agus véarsaí Bhagvat Gyan .i. Bhagwat Geeta freisin. Agus ligigí dom a chinntiú daoibh, go bhfuil lán-ranníocaíocht ag an triúr seo i do shláinte. Ní scríobhfaidh mé rud ar bith go neamhbhalbh sa leabhar seo.
Feicfidh tú Dearfach agus Diúltach Ola sna chéad Ábhair eile. In Liver cleanse Topic, tiocfaidh tú ar an eolas faoi Dearfach ola agus i Mo Eispéireas ar Ábhar Mearbhia feicfidh tú Diúltacht an Ola.

Mo Taithí ar Bia mear

I mí Dheireadh Fómhair 2020, bhí mé ag iarraidh eispéireas nua a dhéanamh, conas a théann bia mear i bhfeidhm ar ár gcorp. Tar éis an tsaoil, cad atá ann i mbia mear a dhéanann dochar dár gcomhlacht, tar éis an tsaoil, is bia é féin, conas is féidir leis dochar a dhéanamh dár gcomhlacht. Ag cur na ceisteanna seo go léir, thosaigh mé ag ithe bia mear. An lá a d'ith mé bia gasta, agus mé ag codladh an oíche sin, rud amháin, bhí an fhuil ag rith go han-tapa i mo chorp, ar an dara dul síos ní raibh mé in ann an anáil a ghlacadh ar an mbealach is fearr mar ba ghnách liom é a ghlacadh ar an mbealach is fearr ar eile laethanta. Mura bhfuil tú in ann a bhfuil ráite agam a thuiscint, míneoidh mé le sampla eile. An raibh tú riamh go cnoic na Himalayas, nuair a shroicheann muid na cnoic sin, cé chomh iontach análú againn, mothaíonn an corp ar fad solas, agus tá an intinn líonadh le háthas, cén fáth a tharlaíonn sé seo, tá a fhios agat, tá do ocsaigin íon ar fad ag dul. sa chorp, go flúirseach, ní dhéantar an tríú diúltacht a ghlanadh i gceart, agus tá a fhios agat an éifeacht taobh gan an boilg a ghlanadh i gceart, gurb é 90% an doras galair.

Má théann tú isteach Fast Food, gheobhaidh tú rudaí. Is é ceann amháin, an chuid is mó mearbhia a dhéantar as maida agus plúr gram. Is í an fhadhb a bhaineann le manda ná go dtéann sé a chodladh sa bholg, is éard atá i gceist agam a rá nach bhfuil an boilg glan toisc go gcloíonn sé sa intestines féin. Déanann Besan gás, agus tá cumhacht an gháis á fheiceáil agat ó thús an leabhair seo. Chuir an gás céanna orm taisteal go dtí Éagothroime Thyroid. Agus dhá bhliain de pian ar leithligh. Is é an dara fadhb le bia mear go bhfuil an ola ina bhfuil sé déanta a bheith bruite arís agus arís eile. Dá mhéad an ola bruite, is amhlaidh is mó nimh a éiríonn sé. An rud a chuir mé síos air thuas a stopann an anáil, is mar gheall ar an ola salach seo atá sé.

Foghlaim ó Liver Cleanse

Anseo inseoidh mé modh uathúil Glantacháin ae. Anseo níor roghnaigh mé an t-ábhar glantacháin ae chun a insint duit conas glantachán ae a dhéanamh, ach roghnaigh mé an t-ábhar seo chun a fháil amach conas a oibríonn ola preas fuar mar leigheas. Mar sin rinne mé an cleanse ae seo agus cén dearfacht fhisiciúil a chonaic mé tar éis an t-ae a ghlanadh, pléifidh siad freisin.

Rinne mé an Cleanse Ae seo thart nó thart ar mhí na Samhna 2020. Éilíonn sé trí rud. Salann Epsom amháin, an ceann eile Ola Olóige Maighdean Breise, an tríú Sú Oráiste nó Tangerine ie Sú Torthaí Citris. Caithfimid é a ól dá réir féin. Ligean le rá go bhfuil mo meáchan 60. ith mé rud ar bith tar éis meán lae. Ag 6 a chlog sa tráthnóna, deoch mé 12 gram de salann epsom measctha le 250 ml uisce. Ag 8 a chlog sa tráthnóna, deoch mé 12 gram de salann epsom measctha le 250 ml uisce. Tá blas salainn epso an-aisteach, níl sé ar meisce, tá sé ólta i stróc amháin. Ag 10 pm, deoch mé sú torthaí citris 120 ml measctha le 120 ml ola olóige breise maighdean. Ar feadh leath uair an chloig, téim i mo chodladh ar an taobh a bhfuil ae .i. ar an taobh deas. Ina dhiaidh sin, tar éis leath uair an chloig, téim a chodladh ar mo thaobh de réir mo conforts. Téim chuig an leithreas freisin dhá nó trí huaire san oíche, áit a ndéantar mo bholg a ghlanadh dhá nó trí huaire. Ag 6 a chlog ar maidin, deoch mé 12 gram de salann epsom measctha le 250 ml uisce. Ag 8 a chlog ar maidin deoch mé 60 ml d'ola olóige breise maighdean measctha le 60 ml de sú torthaí citris agus codlata ar mo thaobh dheis ar feadh leath uair an chloig. Ag 10 ar maidin arís, deoch mé 12 gram de salann epsom measctha le 250 ml uisce. Anseo tá mo ghlanadh ae thart. Anois inseoidh mé cad a fuair mé trí é seo a dhéanamh. Tar éis an t-ae a ghlanadh, téim go dtí an leithreas thart ar 4 go 5 huaire, áit a ndéantar mo bholg a ghlanadh an líon céanna uaireanta. Tagann roinnt dramhaíola amach as an gcorp. Bhí dath glas éigin ag teacht ar dhuine acu. Bhí mé ag mothú an-éadrom. Sa tráthnóna déanaim aclaíocht go laethúil agus déanaim brú-suas freisin. Níos luaithe, nuair a bhuail mé Push Ups, thosaigh m'anáil ag bloating agus bhí pian beag i mo bhrollach. Ach i gcleachtadh an lae inniu bhí an dá rud sin imithe. Agus go dtí seo níl aon pian i mo bhrollach agus breathe freisin ag is fearr. Bhí mo Dhíleá éirithe go han-mhaith. Cé go bhfuil a fhios agat go raibh sé thart ar 9 go 10 mí fiú tar éis dom a bheith ar aiste bia, agus fuair mé an oiread sin tairbhe as an aiste bia sin gur mó a scríobhaim, is ea is lú a gheobhaidh mé. In ainneoin an tsochair sin, bhí mé in ann na buntáistí a bhaineann le Liver Cleanse a mhothú go han-mhaith.

Anois, táim chun an t-eolas atá faighte agam ó Liver Cleanse a chur os do chomhair. Glanann ola preas fuar an córas nerve. Bhí an cealú de phian éadrom sa chliabhrach agus easpa anála ina chruthúnas go raibh mo nerves glanta go hiomlán.

Ar an mbealach seo, tá Ola villain agus Oil is Hero. Is é an ola a bruite arís agus arís eile ná Vailíneach agus is é an ola fuarphreas ie nach bhfuil bruite fiú uair amháin an laoch. Tarraingíonn ola preas fuar an salachar ó na codanna coirp agus tugann sé amach as an gcorp é.

Léitheoirí a chara, Phléigh mé cleanse ae chun an tábhacht a bhaineann le ola preas fuar a thaispeáint. Cé go raibh sé éasca dom é a dhéanamh, ach fós má tá duine ar bith ag iarraidh é a dhéanamh, ansin é a dhéanamh faoi mhaoirseacht duine a bhfuil taithí acu.

A léitheoirí a chara, tá an leabhar seo á scríobh agam i mí Lúnasa 2022 agus inniu tá m'aiste bia á leanúint agam le beagnach dhá bhliain agus seacht mí. Le linn an dá bhliain agus na seacht mí seo, rinne mé go leor modhnuithe i mo aiste bia. De réir mar a tháinig an gá chun cinn, rinneadh na modhnuithe freisin. Anois pléifidh mé m'aiste bia modhnaithe go léir leat, a d'athraigh mé mí i ndiaidh míosa. Beidh tú in ann a lán a fhoghlaim as seo.

Cad is Galar ann?

Lig dom an galar atá orm ó thaithí mo shaoil a roinnt leat. Is galar é stopadh. Cad é an stad seo agus cé atá ag stopadh agus cá stoptar é? Sin uile ní mór duit fios a bheith agat. Ní fhéadfaidh an galar seo teagmháil a dhéanamh leat fiú. Tá trí bhac inár gcorp. Tá na trí chonstaic seo neamhspleách iontu féin. Is é sin, is féidir go mbeadh nasc idir na trí bhac seo, agus is féidir leis na trí bhac seo oibriú go neamhspleách freisin. Sa mhéid atá á scríobh agam níos luaithe, tá a thábhacht níos mó ná an dá cheann eile, ach tá an tábhacht chéanna ag na trí cinn. Tarlaíonn an chéad bhac sa Chóras Néaróg. Anseo tá an bac mar gheall ar dhá chúis. Is é an chéad cheann an méid ard siúcra san fhuil. Tá siúcra greamaitheach, bataí. Má tá méid iomarcach siúcra san fhuil, ansin ní bheidh an fhuil in ann sreabhadh go maith. Tá thart ar 5.5 lítear fola inár gcorp. Déanann ár gcroí fuil a chaidéil ón gcroí go dtí an corp thart ar 72 uair in aghaidh an nóiméid. Nuair a chaidéil sé uair amháin, seolann sé 70ml fola. Ciallaíonn sé go simplí go scaipeann an méid fola inár gcorp sa chorp ar fad i nóiméad amháin. I bhfocail eile, is féidir linn a rá go scaipeann 5 lítear fola 1400 uair sa chorp ar fad faoi 24 uair an chloig. Anois ó na rudaí seo go léir, caithfidh tú a bheith ar an eolas faoin tábhacht a bhaineann leis an fhuil a ghlanadh. Ní dóigh liom gur mhaith leat an fhuil a choinneáil salach a thuilleadh. Is é an dara filth de bharr ola san fhuil. Chomh luath agus a bhailítear ola carnann sna nerves agus cruthaíonn sé bac. Caithfidh an croí agus an corp ar fad an brú a iompróidh an dá chineál salachar seo a charnann sna nerves. Caithfidh an croí oibriú níos deacra chun fuil a phumpáil ar fud an chomhlachta. Má dhéanaim níos mó oibre duit ná do chumas, cad a tharlóidh, ní tharlóidh sé ach leatsa, tarlaíonn sé leis an gcroí. Caithfidh gur thuig tú bunfhoinse na ngalar a bhaineann leis an gcroí. Tá nasc díreach brú fola agus colaistéaról leis an gcroílár.

Tarlaíonn an dara bac sa Rian Díleácha. Is é an chéad bhac má stopann do ghás, is é sin, go bhfuil gás ag foirmiú sa bholg, ach níl tú in ann é a bhaint. Cad atá le rá faoi seo, a stopann a ghás agus mura réitíonn sé é, ansin tosú ag comhaireamh na galair sa chorp. Tá an leabhar seo á scríobh agam inniu, níl ann ach mar gheall ar an ngás seo. Is é an t-eolas atá faighte agam inniu ná nach bhfuil mé in ann an gás seo a bhaint. Nuair nach bhfuil an gás in ann a fháil amach as an gcomhlacht, coimeádann sé i gcúrsaíocht sa chorp agus is cúis athlasadh sa chorp. Mar gheall ar a éiríonn an Rian díleácha lag. Ina dhiaidh sin ní dhéantar ceachtar den dá bhia a dhíleá. Agus mura bhfuil an bia díleáite go maith ansin ní thiocfaidh sé amach. Is é sin, ní bheidh an boilg glan. Mar sin anois tosaíonn an dara constaic freisin. Is é an chéad bhac ná gás agus is é an dara bloc neamhghlanadh an bholg. Anois, mura bhfaighidh tú réiteach dóibh, ansin tosú ag déanamh babhtaí ospidéil agus clinicí.

Tá an tríú bac inár gcuimhne. Má shuíonn tú le rud éigin i d'intinn, ansin tá a fhios agat go bhfuil d'intinn a bheith ina íospartach de constipation. Ní hé seo an constipation an boilg, tá sé constipation an aigne. Tá a fhios agat go han-mhaith cad a tharlaíonn de bharr constipation.

Mo Taithí ar Bhainne Baile (Bó Baile nóBuabhall Bainne)

Tar éis 8 mí tar éis an aiste bia a thosú, thosaigh mé ag triail ar go leor bianna. I measc na mbéilí seo go léir, ba é an t-aon bhia a raibh orm triail a bhaint as fós ná bainne baile. Ba mar gheall ar an mbainne a bhí ar fáil ar an margadh a bhí mo chruas. Cruthúnas ann féin a bhí ann go mbíonn tionchar ag bainne ar ár gcorp. Tar éis fanacht fada, fuair mé deis dul go dtí an sráidbhaile maidir le bainis i mBealtaine 2021. Tá bó agus buabhall ag mo theach sa sráidbhaile, agus ag an am sin ba ghnách leis an mbeirt bainne a thabhairt. Anseo inseoidh mé duit an taithí a bhí ag bainne bó agus bíosún araon. Ar dtús, d'ól mé bainne amh, is é sin, bainne an toirt. Déantar an bainne seo a dhíleá mar uisce, níl aon ghás ná aigéadacht de chineál ar bith ann. Le feiceáil tar éis bainne bó agus buabhall a ól. 100% bainne a bhí ann i.e. níor cuireadh aon uisce leis. Ba é an dara turgnamh a rinne mé ná bainne bruite a ól, fuair sé díleáite go maith freisin, is é an t-aon rud diúltach a tháinig chun cinn ná go dtáirgeann bainne bruite gás. Seachas seo, d'ól mé gruth, im etc., a raibh torthaí dearfacha acu go léir. Tógtar ba agus buabhaill go laethúil chuig ár dteach le haghaidh féaraigh. Áit a bhfuil sí ag féarach an fhéar nádúrtha glas. Tá an féar go hiomlán nádúrtha nach bhfuil aon leasacháin agus lotnaidicídí curtha leis. Fiú sa lá atá inniu ann, má thógann mé an bainne margaidh, cruthaíonn sé aigéadacht agus ní mór a aigéadacht a fhulaingt ar feadh dhá lá. Sna dhá bhliain go leith seo, tá mé ag triail go minic ar bhainne an mhargaidh, ach tagann a thoradh i gcónaí mar an gcéanna Tá cónaí orm faoi láthair i gceantar uirbeach i dTuaisceart na hIndia.

Ní dhéarfaidh mé ach rud amháin má tá tú i do chónaí i gceantar cathrach, stop le bainne a ól mar go méadaíonn bainne óil meáchan agus go bhfuil gníomhaíocht na ndaoine a chónaíonn i gcathracha níos lú freisin, déantar obair oifigiúil den chuid is mó, mar sin má tá cónaí ort sa chathair Más rud é ólann tú bainne, méadóidh duine do mheáchan agus ar an dara dul síos níl aon ráthaíocht íonachta bainne. Coinnigh i gcuimhne nach seiceálann aon mheaisín ar domhan íonacht bia ach amháin do chorp. Is é ár gcomhlacht an tástálaí is mó. Éist leis Má thugann tú aird, inseoidh do chorp an bia ceart agus mícheart.

05 Feabhra 2020 Tosú ar Aiste Bia (Bunáit)

(Ní thabharfaidh mé Mionathrú air ach tabharfaidh mé Fondúireacht air) Toisc gurb é an Bonn é, tá tús curtha as seo le caibidil de mo shaol.

1. Ith sailéad amháin an lá ar fad.
2. Rinne an chéad 10-12 lá enemas.
3. Spionáiste agus sú trataí go luath ar maidin
4. Don dinnéar, thug mé bia bruite abhaile, dal, rís, roti, agus glasraí le tadka agus spíosraí

(bhí an dinnéar mícheart dom, rud a cheartaigh mé níos déanaí)
(Stop mé Bainne agus gach táirge a bhaineann le bainne, Bia Próiseáilte (Ciallaíonn bia próiseáilte, i ndáiríre an bia a bhí ann a thuilleadh, toisc go bhfuil rud nua déanta ag meascadh go leor rudaí ann agus pacáilte trí leasaithigh a chur leis, ionas go mbeidh) Is dóigh linn go ndearna daoine go han-mhaith trí bhia próiseáilte a dhéanamh, ach tá a fhios agam ó mo thaithí saoil nach bhfuil go leor inchinn againn fós chun bia maith a dhéanamh don chorp. an bia is fearr dár gcorp), stop mé ag glacadh leis.)

(Tá sé dhá a chlog san oíche, inniu ní raibh mé in ann am a fháil sa lá, mar sin tá mé ag scríobh san oíche, ionas go mbeidh an leanúnachas, creidim mura bhfuil mé a choinneáil ar leanúnachas, ansin ní bheidh mé in ann choíche. chun an leabhar seo a chríochnú sa saol) Má fhiafraíonn duine díom cén cháilíocht is fearr ionat, freagróidh mé, trí ghrásta Dé, gur féidir liom aon obair a dhéanamh go leanúnach, fiú má dhéanaim go han-mhall í. Fiú má scríobhaim an leathanach amháin gach lá, is féidir liom a scríobh. Bhuel, níor chodail mé inniu ach ag a naoi a chlog san oíche, agus mar sin tá ceithre huaire an chloig codlata glactha agam cheana féin, tar éis dhá uair an chloig a scríobh beidh mé ag dul a chodladh arís. A léitheoirí daor, is arm iontach rathúla é comhsheasmhacht, tabhair leat é i do shaol.

An Chéad (1ú) Mionathrú ar an Aiste bia - Márta, Aibreán 2020

1. Ar maidin sú glas de gourd searbh.
2. Ith ach torthaí agus sailéid i rith an lae.
3. Ídiú Millets sa dinnéar.

(Tá athrú mór tagtha anseo, níos luaithe a d'ith mé lintilí, roti, rís sa dinnéar, a stop mé agus thosaigh mé ag ithe muiléid.)

Dara (2ú) Mionathrú ar an Aiste bia

1. Ar maidin sú glas de spionáiste nó gourd searbh.
2. A torthaí go príomha papaya.
3. Muiléad sa mheán lae
4. Muiléad sa dinnéar freisin

(Is é an t-athrú mór anseo ná gur thosaigh Millets, (Simple Khichdi) ag ithe faoi dhó)

An Tríú (3ú) Modhnú ar Aiste Bia - Tar éis 8-10 Míonna
Aiste bia

1. Ar maidin sú glas * de spionáiste.
2. Torthaí amháin ar maidin, go príomha papaya.
3. Muiléad san iarnóin 2pm.
4. Piseanna talún orgánach ó 50 gram go 100 gram (sáithithe) ag thart ar 5 pm.
5. Muiléad don dinnéar.

(Anseo thosaigh mé ag ithe peanuts orgánacha trí iad a sáithiú i gcainníocht mhaith, mar go raibh mo chóras díleá tar éis éirí iontach tar éis an aiste bia 8-10 mí a leanúint)

* Úsáidte chun amla le spionáiste agus trátaí a chur i sú glas, toisc go raibh an geimhreadh tagtha, agus bhí amla ar fáil go héasca ar an margadh, ag cur spíonÚn glanann an boilg níos fearr.

Ceathrú (4ú) Modhnú ar Aiste bia - Tar éis 12-13 Míonna
Aiste bia

1. Ar maidin sú glas de spionáiste nó gourd searbh.
2. Torthaí amháin ar maidin go príomha papaya, melon melon i mí Aibreáin, Bealtaine.
3. Muiléad uair an chloig tar éis torthaí a ithe
4. Muiléad san iarnóin
5. Píseanna talún Orgánach sáithithe tráthnóna.
6. Muiléad don dinnéar

(Príomhathrú, thosaigh mé ag ithe muiléid 3 huaire)

An Cúigiú (5ú) Mionathrú ar Aiste Bia

1. Sú glas ar maidin
2. Torthaí amháin ar maidin go príomha papaya
3. Muiléad le glasraí bruite uair an chloig tar éis torthaí a ithe.
4. Muiléad Tráthnóna le Glasraí
5. Píseanna talún sáithithe tráthnóna
6. Muiléad Dinnéar le Glasraí

(Is é an príomh-athrú anseo, anois tá mé tosaithe ag ithe tadka cócaráilte agus glasraí seasoned)

An Séú (6ú) Mionathrú ar Aiste Bia

1. Sú glas ar maidin
2. Torthaí amháin ar maidin go príomha papaya
3. Muiléad Tráthnóna le Glasraí
4. Píseanna talún Orgánach sáithithe tráthnóna.
5. Muiléad Dinnéar le Glasraí

(Níos luaithe, muiléid a úsáidtear chun ithe faoi dhó sa réim bia, thosaigh sé ag ithe anseo faoi dhó, anseo d'fhoghlaim mé rud amháin, iad siúd nach bhfuil a dhéanamh saothair fhisiciúil (obair chrua), ba chóir dóibh a dhéanamh bia bruite ach dhá uair. Chonaic mé i mo shaol ar fad. nár ith m'athair bia cócaráilte ach faoi dhó)

Seachtú (7ú) Modhnú ar Aiste Bia - Timpeall Nollaig 2021 go Aibreán 2022

1. Torthaí amháin ar maidin go príomha papaya, más é Aibreán nó Bealtaine é ansin watermelon agus melon
2. Muiléid Tráthnóna le Glasraí
3. Píseanna talún Orgánach sáithithe tráthnóna
4. Roti cruithneachta le glasraí sa dinnéar.

(Tá dhá phríomhathrú ann, stop ceann amháin ag glacadh sú glas, ba é an dara príomhathrú ná arán cruithneachta a ithe ar feadh thart ar cheithre nó cúig mhí, rud a stop chomh luath agus a thosaigh an samhradh.)

An tOchtú (8ú) Modhnú san Aiste Bia

1. A papaya torthaí ar maidin
2. Muiléad Tráthnóna le Glasraí
3. Píseanna talún Orgánach sáithithe tráthnóna
4. Muiléad Dinnéar le Glasraí

(Thosaigh muiléad ag ithe faoi dhó agus stop sé arán cruithneachta)

Naoú (9ú) Modhnú ar Aiste Bia - Lúnasa 2022 - Is é sin, agus an leabhar seo á scríobh, Aiste bia

1. Papaya ar maidin
2. Trí nó ceithre bananaí tar éis uair an chloig
3. I Muiléad Tráthnóna le Glasraí

4. Píseanna talún tráthnóna sáithithe in uisce ghiúis 8 uair an chloig.
5. Muiléad Dinnéar le Glasraí

(Athrú ar uainiú ithe papaya, is é an dara príomh-athrú banana a ithe go luath ar maidin, thart ar 10 a chlog)

Nóta - Agus mé ar aiste bia, is é an áit chónaithe atá agam ná an India Thuaidh, táim ag insint an áit chónaithe toisc go bhfuil éifeacht na háite ar an mbia. Toisc gur féidir leis an teocht, an taise, an aimsir, dhá áit éagsúla a bheith difriúil ag an am céanna, agus tá tionchar acu seo go léir ar an mbia. Dá bhrí sin, roghnaigh bia de réir do dhóiteáin, cáilíochtaí agus lochtanna.

Caibidil 3
Ceachtanna ó Ayurveda saor in aisce,

Thosaigh mé ag déanamh staidéir ar Ayurveda ó mhí na Samhna 2020. Is é sin, tar éis 10 mí tar éis an aiste bia a thosú. Go dtí an am seo ní raibh aon eolas agam faoi Ayurveda. Leigheasadh mo chuid fadhbanna 95% san aiste bia 10 mí seo. Tá rud speisialta faoi Ayurveda a bhfuil taithí agam air, is féidir le duine a d'fhulaing ó ghás agus aigéadacht a thuiscint go han-mhaith Ayurveda. Ní féidir le daoine eile Ayurveda a thuiscint. Tá cúis leis seo. Má deirim go rugadh 60-70% de ghalair an domhain ar fad ó ghás, ansin aontaíonn tú. Lig dom glacadh leis freisin go dtuigeann tú é seo freisin toisc go bhfuil tú ag léamh an leabhair seo, ansin áit éigin tá tú ag tabhairt aghaidh freisin ar ghás agus aigéadacht, mar sin ní mór duit a bheith ar eolas ag an chumhacht an gháis, ach duine ina bholg a tháirgtear gás agus a thógann sé freisin. amach, na daoine sin den dara catagóir, nach bhfuil a boilg a tháirgeadh gás, cé go mbeidh duine den sórt sin a fháil ach amháin i mílte. Toisc go bhfuil sé dodhéanta gás nialasach a bhaint amach gan eolas. Anseo de réir eolais is ciall liom bia. Bia ceart agus mícheart. Cén bia a tháirgeann gás agus cén bia nach dtáirgeann gás. Mar sin ní féidir neart an gháis a bheith ar eolas ach ag an té a sheas ín aghaidh an gháis. Agus tuigfidh an té a d'fhulaing gás agus aigéadacht an Ayurveda iomlán. Toisc go bhfuil gach Ayurveda bunaithe ar ghás, aigéadacht agus phlegm. Agus tá sé fíor go hiomlán go dtagann 90% de ghalair an domhain orthu. Lig dúinn a thuiscint trí shampla. Tabharfaidh mé mo shampla féin. Tosaíonn mo chuid fadhbanna mar gheall ar an marbhántacht gáis. Mar gheall ar scor an gháis seo, bhí aigéadacht, thyroid, flatulence, insomnia, restlessness, agus mo leibhéal colaistéaróil tar éis dul thar 200 freisin. Má ritheadh cúpla lá eile, tosódh leigheas colaistéaról freisin. Agus mura ndearna mé é a cheartú inniu, bheadh líne galair ann. Cad é an fhoinse taobh thiar de seo go léir, an neamh-passivity an gháis. Tá a fhios ag Ayurveda, cá bhfuil a fhréamh, ach níl a leithéid de rud ar eolas ag domhan Allopathy an lae inniu. Níl a fhios agam nó nach mian leat, a cheapann tú faoi. Is dóigh liom an-leithscéal go gcleachtann dochtúir Ayurvedic Allopathy. B'fhéidir nár thuig Ayurveda riamh. Seachas sin níl aon ghá le Allopathy a chleachtadh.

Prionsabail Ayurveda

Is é prionsabal Ayurveda ná má tá na lochtanna fisiceacha fiú, ansin tá sláinte ann, má laghdaítear nó má mhéadaíonn an doshas, ansin tá sé míshláintiúil. Is galar é an méadú ar mhinicíocht lochtanna. Is iad na trí chineál doshas ar a bhfuil an Ayurveda iomlán bunaithe ná Vata ie gás aeir, Pitta i.e. aigéadacht agus Kapha ie mucus. Fuaimeann sé an-simplí a chloisteáil ach an-deacair a thuiscint. Déanfaidh mé iarracht an t-eolas fíormhaith seo ar Ayurveda a shreabhadh laistigh duit i dteanga shimplí. Tagann 90% de ghalair an domhain faoi Vata, Pitta agus Kapha, mar sin má tá an t-eolas seo ar eolas agat, déanfar 90% de na galair a shábháil. Tá cúiseanna eile ag an 10% eile de ghalair. Ar nós Baictéir, Fungas, Víreas etc.

Díospóireacht Ar Na Cúig Eilimint Mhóra

Tá ár gcorp comhdhéanta de chúig Mahabhutas. Talamh, uisce, aer, spéir, agus tine. Ciallaíonn Prithvi bia, uisce, ciallaíonn spéir spás folamh laistigh den chorp, ciallaíonn aer ocsaigin a thógaimid tríd an tsrón, ciallaíonn tine solas na gréine. Mura bhfuil solas na gréine ann, ní bheidh aon orgánach coirp ar domhan. Sin é an fáth go bhfuil sé an-tábhachtach tine a ghlacadh.

Tá sé an-tábhachtach na cúig Mahabhutas seo a ghlacadh i gcainníocht chothrom. Is cuimhin linn gan ach eilimint amháin a bhaint astu seo, is é sin an eilimint talún. Itheann muid agus ithimid agus ithimid a thuilleadh, an lá ar fad a ithimid, gach lá a ithimid, agus san oíche ithimid agus codlata. Is í an cheist atá agam ná cathain a thug tú an eilimint spéir. Ciallaíonn Akash an comhlacht a choinneáil folamh. Itheann muid gránaigh trí huaire sa lá, agus tógann sé go leor ama gránaigh a dhíolama. Is féidir leo siúd a dhéanann obair saothair fhisiciúil grán a ithe 3 huaire. Ach níor chóir do dhaoine eile grán a ithe ach faoi dhó. Is droch-nós é sneaiceanna, mar gheall ar a mbíonn an Rian Díleácha i gcónaí gnóthach. Agus ní fhaigheann rian díleácha deis scíthe fiú. Conas a bheidh sé má chuireann tú ort oibriú go leanúnach ar feadh 24 uair an chloig? Ní mór solas na gréine a chaitheamh. I gcathracha, éiríonn daoine easnamhach i Vitimín D, is é an chúis atá leis seo gan solas na gréine a ithe. Mura n-itear incense, ní dhéantar an bia a dhíleá go maith mar go bhfuil easpa dóiteáin sa bholg. Mar gheall ar an easpa vitimín D, ní féidir ionsú cailciam, mar gheall ar a éiríonn na cnámha lag. Tá aer úr ar fáil i Brahma Muhurta, i bpáirceanna, i bhforaoisí, ar chnoic agus i sráidbhailte srl. Cúpla lá i do sráidbhaile. Tar éis dul go dtí an sráidbhaile, téann mo chorp faoi mheiteamorfóis laistigh de chúpla lá. Creid dom, tá difríocht idir an talamh agus an spéir sa chathair agus sa sráidbhaile. Is féidir linn a mhothú go dtí cill an chomhlachta, nach bhfuil an áit oiriúnach domsa ach áit a bhfuil aer íon, ní thuigimid toisc go bhfuil muid ag éisteacht go cúramach leis an gcorp, áit a bhfuil cónaí orainn, tá smaointe ag dul ar aghaidh áit éigin eile. An bhfuil. Ní fiú dúinn bia a ithe go cúramach. Ar dtús tugtar aire do bite amháin nó dhó, tar éis sin téann an intinn áit éigin eile.

Ar an mbealach seo, ba cheart na cúig eilimint mhóra seo a chaitheamh i gcainníocht chomhionann. Má tá barraíocht agus easnamh ar aon eilimint mhór, ansin tosóidh an galar as sin.

Guna (Nádúr Coirp & Nádúr na nDúl) Chikitsa

Is é teiripe gunna an leigheas ina gcaithfimid na rudaí sin a ithe nó na rudaí sin a dhéanamh, a chothromaíonn ár lochtanna méadaithe. Tá contrártha diúltach ag gach rud dearfach sa saol seo freisin. Mar sin má úsáidtear é i gceart, is féidir é a úsáid freisin. Tá cur síos déanta ar roinnt 3 doshas, 6 rasas agus cúig Mahabhutas in Ayurveda. Tá bia mar chuid díobh, mar sin ní inseoidh muid bia ar leithligh. Tá cáilíochtaí 20 luaite freisin in Ayurveda. Tá na 20 Gunas seo le fáil sna 3 Doshas, 6 Rasos agus cúig Mahabhutas seo. Ní gá go mbeadh na cáilíochtaí 20 atá ag gach duine le fáil sna doshas, rasa agus na heilimintí móra seo, ach is cinnte go bhfaighfear roinnt cáilíochtaí iontu.

Anois lig dúinn a thuiscint trí shampla conas atá an caighdeán seo leighis.

Ba mhaith leat cuimhneamh ar eachtra, nuair a d'ól mé watermelon agus melon ar feadh na laethanta amach romhainn ar feadh na laethanta amach romhainn chun deireadh a chur le stiffness an boilg, mar gheall ar tháinig deireadh le mo stiffness boilg, ach thosaigh an gás ag éirí níos mó sa bholg. Ba é an chúis atá le foirmiú gáis iomarcach sa bholg ná triomacht sa rian díleá mar gheall ar watermelon agus melon a ithe i rith an lae. Chun an triomacht seo a bhaint, d'úsáid mé desi ghee chun é a bhaint. Tá cáilíocht ag Ghee ar a dtugaimid alafatacha agus tá triomacht a mhalairt de alafatacha. Sin cad é teiripe cáilíochta. Is éard atá i gceist le fabht tromaithe a fháil trí ghlacadh le réad dá cháilíocht choibhneasta, agus an locht sin a chomhionannú is leigheas na buanna.

20 maoin

1. Gúrú (Trom) - Laghu (Éadrom)
2. Manda (Mall) - Tiksna (Gasta, Tapa)
3. Cac (Fuar) - Ushna (Te)
4. Snigdha (Unctuous) - Ruksa (Tirim)
5. Sleksna (Smooth) - Khara (Rought)
6. Sandra (Soladach) - Dravya (Leacht)
7. Mridu (Bog) - Kathina (Crua)
8. Stir (Stábla) - Chala (Ag bogadh, éagobhsaí)
9. Suksma (Beag) - Stól (Mór)
10. Vishudha (Neamh slimy) - Pichhal (Slimy)

Cáilíochtaí Vata - garbh, gearr, fuar, crua, subtle, soghluaiste, tirim, éadrom
Airíonna Aigéad Pit -olach, géar, te, éadrom, boladh feola, scaipeadh, agus leacht.
Cáilíochtaí Kapha -seasta, seasmhach, trom, mall, fuar agus bog.

Corp Déanta de Seacht nDatus

Tá ár gcorp déanta suas de sheacht dhatus. Seo a leanas é.

Rasa (plasma), Fuil, Matáin, Saill, Cnámh, smior, Sukra (Córas atáirgeadh)

Tá sé sláintiúil fiú na dhatus seo a bheith agat agus tá sé míshláintiúil a bheith aisteach. Labhraíonn Ayurveda faoi chothromaíocht agus tá an córas seo bunaithe air. Tá barraíocht agus meath ar rud ar bith marfach araon. Sin an fáth a théann Ayurveda go dtí an fhréamh. Is iad Vata, Pitta, agus Kapha bunchúis an ghalair go léir. Agus is réaltacht é seo freisin. Is féidir leat é seo a thuiscint go han-mhaith trí mo scéal. Sa scéal ar fad feicfidh tú go bhfuil na lochtanna ceartaithe agam. Mar sin féin, ag an am a thosaigh mé ar an aiste bia, ní raibh aon eolas agam ar Ayurveda. Tosaíonn mé ar aiste bia ar 5 Feabhra 2020 agus tosaíonn mé ag staidéar Ayurveda trí dhul i mí na Samhna nó i mí na Nollag 2020.

Cibé rud a itheann muid, déantar an chéad sú a fhoirmiú, ansin foirmítear fuil, ansin matáin, ansin saill, ansin cnámh, ansin smior, ina dhiaidh sin, foirmítear sperm. Sin é an fáth go bhfuil tábhacht mhór ag Shukra Dhatu. Ná dramhaíola Sukra Dhatu.

Anois as seo inseoidh mé mo bhealach féin chun na trí doshas Vata, Pitta agus Kapha a choinneáil in Ayurveda, a d'fhoghlaim mé ó mo thaithí saoil.

Má dhéanfaidh mé cur síos ar an iomlán de Ayurveda, beidh sé ina leabhar de 1000 leathanach agus ní bheidh tú a thuiscint rud ar bith. Sin an fáth go gcoimeádaim mo thaithí os do chomhair sa teanga is simplí.

Tá trí chúis le héagothroime Vata a bheith ann. Is é an chéad cheann an salachar carntha sa chorp. Nuair a ithimid bia mícheart agus nach dtagann an bia mícheart sin amach as an gcorp agus faigheann sé stóráilte inár n-intestí. Coinníonn an grime seo ar aer a ghiniúint arís agus arís eile. Chun déileáil leis an bhfadhb seo, ní mór dúinn ár gcomhlacht a ghlanadh. Lean an modh seo le haghaidh glantacháin, déan Enema faoi dhó ar feadh na chéad seacht lá. Ar feadh na seacht lá atá romhainn, níor chóir Enema a dhéanamh ach uair amháin, is é sin, gach maidin. Bhain mé úsáid as an bhfocal Enema go minic, b'fhéidir nach bhfuil a fhios ag roinnt daoine faoi Enema, agus mar sin déanaim cur síos air ar an mbealach seo. Is bosca í Enema. inar féidir suas le 1500ml uisce a líonadh. Tá an píopa ceangailte leis an mbosca ó thaobh amháin agus ón taobh eile ní mór é a chur isteach san anas. Ar an mbealach seo téann uisce síos inár n-idirstad. Anois coinnigh an t-uisce ar feadh 5 nóiméad. Bogann uisce na stóil chrua agus tarraingíonn sé amach na stóil atá reoite le blianta fada. Ná bíodh iontas ort, bhí na feces carntha le blianta fada. Tá tú tinn mar gheall ar an praiseach reoite seo. Is bronntanas Ayurveda í Enema freisin, in Ayurveda tugtar Vasti Kriya air. Ba cheart go mbeadh teocht an uisce a chuirfidh tú ann cothrom, is é sin, ná bíodh sé ró-fhuar ná ró-the. Bíodh sú glas ar maidin. Glanann sú glas an rian díleá ar fad. Ith ach torthaí agus sailéid i rith an lae. I measc na dtorthaí, tá papaya maith don bholg. Má tá aigéadacht ann, ná hith torthaí citris cosúil le oráiste, tangerine, líomóide etc. Ní dhéanann sé dochar don tsláinte, ach dóibh siúd a gcuireann a aigéadacht irritíonn iad .i. míshuaimhneas. Stop an tomhaltas de ghránaigh. Ith torthaí agus sailéid i rith an lae. Cook agus ith Millets ag aon am amháin san oíche. Ná húsáid faghartha agus spíosraí i muiléid. Ar an mbealach seo déanfar an comhlacht a ghlanadh go hiomlán.

Is é an dara príomhchúis le foirmiú gáis ná bia gás-fhoirmithe cosúil le rajma, gach cineál bíoga, gram, prátaí, cabáiste, cóilis, raidis, bainne, agus gach bia mear, rudaí déanta as maida, rudaí déanta as plúr gram. Ba mhaith liom a threorú go docht má tá tú buartha faoi ghás agus má itheann tú aon cheann de na rudaí seo, is cinnte go gcruthóidh gás.
Is é an tríú cúis le foirmiú gáis ná triomacht sa chorp. Ní tharlaíonn sé seo ach i gcás amháin, nuair a ghlanfaimid an comhlacht go hiomlán. Anois, ná suí in áit ar bith ag smaoineamh go bhfuil trí ghlanadh an comhlacht, beidh triomacht teacht, nó ní bheidh tú in ann a ghnóthú sa saol. Tá sé an-tábhachtach an comhlacht a ghlanadh. Tá an t-arm againn an rudeness a ghlanadh suas. Agus ní bheidh a fhios ag daoine a bhfuil taithí acu ach an arm seo. Chun triomacht a bhaint, nuair a chócaíonn tú muiléad san oíche, cuir dhá nó trí spúnóg de ghee agus é a ithe.

Ní gá an ghee seo a ithe ach ar feadh 10-12 lá go leanúnach. Tar éis sin stad Tógann ghee. Tá obair ghee thart.

Léitheoirí a chara, tá an t-eolas seo an-luachmhar, is é an t-eolas ar mo thaithí. Ní bhfaighidh tú áit ar bith eile é, mar sin tabhair faoi deara go cúramach é agus cuir i bhfeidhm é sa saol. Mar sin, trí phríomhchúis leis an bhfoirmiú gáis seo. Má leanann tú an modh seo is cinnte go bhfaighidh tú bua ar an ngás.

Tá idir dhá agus trí phríomhchúis ann go príomha le Pita a fhoirmiú, i.e. aigéadacht. Is é an chéad chúis is mó ná gás. Caithfidh tú a bheith ag smaoineamh ar conas is féidir le gás aigéad a dhéanamh. ach tá sé fíor. Is é gach rud atá á rá agam ná eolas ar thaithí. An duine a bhfuil a ghás millte agus níl sé in ann an gás a bhaint. Coinníonn a ghás i gcúrsaíocht ar fud an choirp.

Téann an gás céanna isteach sa bholg rothlach. Mothaíonn an boilg go bhfuil rud éigin digestible tagtha agus tosaíonn an boilg ag scaoileadh aigéad. Ar an mbealach seo, fiú mura n-itheann tú rud ar bith, tá aigéad á fhoirmiú sa bholg. Dá bhrí sin, má thosaíonn aigéad a fhoirmiú ar bholg folamh, scriosann sé ciseal uachtarach an bholg. Tugann dochtúirí Gastritis agus Ionfhabhtú H Pylori ar na coinníollacha seo. Níl ann ach aigéadacht atá ag milleadh do bholg ó lá go lá. Táim ag obair sa réimse seo le dhá bhliain anuas agus tá na céadta cás agam a bhaineann leis an bhfadhb seo, áit ar ith daoine H Pylori Kit ceithre huaire ach bhí a bhfadhb ann. Ach trí d'aiste bia a athrú tríd an aiste bia simplí seo, níor rialaigh tú ach do aigéadacht agus chuir sé deireadh le Gastric, H Pylori go hiomlán. Ba mhaith liom ceann de na cásanna seo a lua, atá ag obair i bhfoireann Cabhlach Indiach. Bhí sé ag fulaingt ón bhfadhb seo le blianta fada. Chaith sé lakhs de rupees agus rinne sé babhtaí de go leor ospidéal mór agus mór. Na laethanta nuair a labhair mé leis, bhí sé fós san ospidéal. Ní raibh aon mhodh tréigthe aige. Bíodh sé Allopathy, Ayurveda, Hoiméapaite srl. I allopathy, d'ith sé H Pylori Kit go minic. Le linn an chomhrá mhínigh mé dó fréamh na faidhbe. Toisc go raibh mé féin tar éis aghaidh a thabhairt ar an bhfadhb seo, bhí a fhios agam freisin an scéal iomlán. Thosaigh sé ag leanúint leis an aiste bia agus tá sé go hiomlán sláintiúil inniu. I ndáiríre tuigimid bia an-éasca, déanaimid dearmad go bhfuil an comhlacht seo déanta as an mbia sin. Mar sin beidh an corp cosúil leis an mbia a ghlacann tú. Tá go leor daoine ann a fuair réidh leis an bhfadhb seo trí athrú a dhéanamh ar a n-aiste bia. Níl ann ach lá inné go bhfuil an fhadhb chéanna ag duine atá ina chónaí san Astráil. Tá siad tar éis an aiste bia seo a leanúint le mí go leith anuas agus tá faoiseamh suas le 70-80% faighte acu. Roghnaigh sé an aiste bia seo é féin, bhí sé tuirseach ó gach áit. Tá na cógais go léir glactha aige. An uair dheireanach a chothaíodh H Pylori Kit dó, ní raibh sé in ann é a chríochnú ach ar feadh trí lá. Bhí imoibriú an leighis seo chomh mór sin gur mhéadaigh buille a chroí agus thosaigh sé ag imeacht leis féin. Anois níl siad ag iarraidh breathnú siar cosúil le leigheasanna Allopathy. Ar an mbealach a d'éirigh sé i mí go leith, fuair sé an smaoineamh má leanann sé an aiste bia seo ar feadh 8-10 mí, ansin beidh sé go hiomlán ceart.

Ag caint faoi imoibriú trealamh H Pylori, tá cás eile ann, tar éis trí nó ceithre lá ó shin go n-oibríonn sé i gcuideachta ilnáisiúnta ó Gurgaon. Dúirt sé gur tugadh an Dochtúir H Pylori Kit dom go minic. Má thug sé cuairt ar dhochtúir eile, scríobh sé an leigheas céanna freisin, anois deir sé go bhfaighidh mé bás ach ní íosfaidh mé an leigheas seo. Toisc go bhfuil imoibriú an leigheas seo chomh dian nach bhfuil sé éasca é a iompróidh. I ndáiríre tá Clarithromycin ar cheann de na cógais seo, is é sin Culprit amháin. Sa Kit H Pylori sin, tá imoibriú ann mar gheall ar an leigheas seo. Ag caint faoi chás na hAstráile, caithfidh sé a rá. Níl buille mo chroí fós chomh gnáth agus a bhí roimhe.

Is é bia an tríú príomhchúis le dul chun donais pitta. Is é an bia a dhéanann aigéadacht ná bainne agus gach cineál bíoga. Tabhair faoi deara nár luaigh mé Alcól agus Neamh-Veg in áit ar bith, mar tá glactha agam cheana féin nach rud é Non Veg dúinn le hithe agus nach rud é Alcól dúinn le n-ól ach an oiread. Sin an fáth nach mbeidh siad luaite in áit ar bith. Cén fáth ar chóir dom labhairt faoi na rudaí nach bia agus deoch é? Is é an chéad rud eile is cúis le haigéad ná tae agus caife. Déanann an dá cheann seo aigéid ollmhór. Tabhair faoi deara iad agus coinnigh iad. Chomh fada is nach bhfuil tú ag fulaingt ó aigéadacht, ansin itheann tú bainne agus bíoga ag brú, níl aon fhadhb ann, ach chomh luath agus a éiríonn do aigéadacht níos measa, tosaíonn an bheirt acu ag déanamh aigéad freisin. Ba chóir stop a chur le tomhaltas díobh seo go léir le linn aigéadacht.

Taithí eile a bhaineann le pitta ba mhaith liom a roinnt leat más rud é nach bhfuil an t-uisce i d'áit ceart, ansin déanfaidh an t-uisce seo an obair aigéadacht a dhéanamh. Boil uisce agus é a ól. Má leanann tú an aiste bia atá luaite agam, ní bheidh aon ghá uisce a ghlacadh ar leithligh ann, níl ach 95% uisce i dtorthaí agus i sailéid.

Ní gá gás agus aigéadacht a chóireáil ar leithligh. Má leigheas tú an gás féin, déanfar an aigéadacht a leigheas go huathoibríoch. Toisc go bhfuil aigéadacht bainteach leis an ngás féin. Sea a thógann sé am. Dá bhrí sin, caithfidh tú roinnt aigéadacht a iompróidh san am a thógfaidh sé. Chomh luath agus a thosaíonn tú ar an aiste bia, laghdófar do aigéadacht go 70-80%. Is féidir leat Mishri Indiach a úsáid leis seo, aon uair a bhraitheann tú ceint dhó. Laghdaíonn Mishri aigéadacht láithreach. Tógann sé 7-8 mí le haghaidh aigéadacht a leigheas go hiomlán leis an aiste bia seo, mar mo thaithí féin, mar sin ná bí hasty agus lean an aiste bia le sincerity iomlán. Ar an mbealach seo, má leanann tú ar an aiste bia a leanúint le sincerity iomlán, ansin gheobhaidh do chorp d'aois ar ais. Tabhair aird ar leith ar rud amháin, nuair a thagann aigéadacht d'aois, ansin leanann an comhlacht é mar riail agus ag an am céanna nuair a dhéantar aigéad inniu, déanfaidh sé aigéad amárach ag an am céanna, ar an mbealach seo ardaíonn an aigéad os cionn an bhia. , Agus go huathoibríoch tosaíonn an comhlacht ag déanamh aigéad. Sna himthosca seo, tosaíonn fiú smaointe diúltacha ag éirí aigéadach, tá mé ag insint duit seo go léir ó mo thaithí féin. Just a fhios seo go bhfuil na fadhbanna go léir a leigheas, ná smaoineamh go mairfidh an aigéad seo ar feadh a saoil. Ní hamháin go bhfuil mo thaithí agam inniu ach freisin taithí na mílte daoine eile. Tá mé ag obair sa réimse seo le dhá bhliain anuas.

Tá aiste bia ann, tá plé déanta agam go mion sna caibidlí roimhe seo.

Go dtí seo labhair mé faoi dhá doshas de Ayurveda, más féidir leat na dáileoga seo a rialú creidim dom go rialóidh tú galair 70-80% ar fud an domhain.

Anois déanfaimid plé ar Kapha, an tríú dosha de Ayurveda.

Kapha- slaodach, fuar, trom, alafatacha, milis. Is airíonna de chuid Kapha iad seo go léir. Má tá Kapha le leigheas, ansin caithfear rudaí a bhfuil airíonna codarsnacha acu a ithe. Má itheann tú níos mó milseáin, méadóidh an phlegm ansin. Fiú má itheann tú fuar, méadóidh an phlegm. Méadóidh ithe ghee phlegm. Fiú má ólann tú bainne, fásfaidh sé. Mar sin, ná iad a ithe i gcás phlegm méadaithe. Ba chóir an comhlacht a choinneáil folamh. Ba chóir deoch te a bheith ar meisce, ina bhfuil clóibh, piobar dubh, etc. Ba chóir rudaí astringent agus spicy a ithe. Toisc go bhfuil cáilíocht Kapha milis, agus tá a mhalairt de milis spicy agus astringent. Ba chóir sú gourd searbh agus spíonÚn a ithe. Trí thúis a ithe, leánn an phlegm agus tagann sé amach as an gcorp. Tá Kapha fuar agus tá an ghrian te, dá bhrí sin tá siad os coinne a chéile. Cineál leighis a bhí ann. Oibreoidh an aiste bia céanna i galair casachta a d'inis mé do ghás agus aigéadacht. Díreach anseo caithfidh tú do chuid faisnéise a úsáid beagán mar go bhfuil cáilíocht an phlegm agus an gháis fuar agus go bhfuil cáilíocht an aigéid te. Má tá tú ag tosú ar an aiste bia seo sa gheimhreadh, ansin is féidir muiléid a ithe níos mó. Má tá tú ag tosú ar an aiste bia seo sa samhradh, ansin torthaí agus sailéid a ithe i rith an lae agus muiléid a ithe uair amháin san oíche. Má tá fadhb ar bith ann maidir le torthaí agus sailéid a ithe le fadhb phlegm, is féidir leat Millets a ghlacadh faoi dhó nó faoi thrí. Dála an scéil, níl aon fhadhb ann, mar le dhá bhliain anuas tá go leor daoine tar éis a gcuid fadhbanna a bhaineann le phlegm a leigheas tríd an aiste bia seo.

Mar sin ba é seo an taithí atá agam ar chothromú Vata, Pitta, agus Kapha dosha a roinn mé leat.

Ritucharya (Séasúr)

De réir Ayurveda agus mo thaithí, ní féidir linn an bia céanna a ithe i rith na bliana. Toisc go bhfuil an tine a díolama bia ina suí taobh istigh dúinn, ní fhanann sé mar an gcéanna ar feadh na bliana, mar sin conas is féidir linn a ithe ar an bia céanna i rith na bliana. Tá taithí agam, i aimsir na báistí éiríonn mo thine i bhfad níos lú. Mo appetite laghdú freisin dá réir sin. Laghdaíonn mé cainníocht mo bhia. Mura ndéanaim é seo táim cinnte go n-éireoidh mé tinn. Déanann an difríocht bheag seo duine tinn agus sláintiúil. Itheann an duine ciallmhar de réir a thine agus a ocrais i gcónaí. Ach duine aineolach de réir an chloig, de réir na cainníochta a sheirbheáiltear ar an pláta, agus má tá an bia blasta, ansin déanfaidh sé é a ithe fiú le gulp.

Bíonn sé ag cur báistí sna míonna seo Iúil, Lúnasa, Meán Fómhair. Agus is é seo freisin an mhí Aigéadacht. Tá fadhb an aigéadacht níos mó sna míonna seo. Caithfidh tú cuimhneamh go ndeachaigh mo chuid fadhbanna níos measa i mí Lúnasa 2018 agus bhí aigéadacht ann. Níorbh fhéidir an aigéadacht sin a aithint. Toisc roimhe seo ní raibh mé riamh aghaidh ar fhadhbanna sa saol, aigéadacht agus constipation, ní raibh a fhios agam fiú cad é. Glacann Ayurveda freisin go carnann Pitta le linn na míonna seo.

Ar an gcaoi chéanna, sa gheimhreadh, méadaíonn phlegm agus éiríonn sé dífhoirmithe. Tarlóidh an deformity nuair a thógtar rudaí a chuireann le casacht. Má ghlacann tú bia le cáilíochtaí os coinne Kapha, ansin fanfaidh Kapha cothrom. Ach ní nuair a íosfaidh muid é, nuair a bheidh an t-eolas againn go méadóidh doshas i ngach séasúir agus cén bia a laghdaíonn na lochtanna sin. Mar sin itheann an duine ciallmhar go measartha agus coinníonn sé a chuid lochtanna ar comhardú, agus mar sin fanann sé sláintiúil ar feadh a shaoil.

Dincharya (Gnáthamh Laethúil)

Díreach mar a laghdaíonn agus a mhéadaíonn na dáileoga i séasúir éagsúla, mar an gcéanna ní fhanann dáileoga uile an lae mar a chéile. Is cuimhin liom go raibh tráth ann nuair a bhíodh mo bholg ag insileadh mar balún. Ba idir 4 a chlog agus 6 a chlog an t-am le haghaidh flatulence. Is é aimsir na gaoithe faire deiridh an lae, agus faire deiridh na hoíche. Is é am Pitta lár an tráthnóna agus meán oíche. Ba mhaith liom eachtra a roinnt anseo freisin. Beidh cuimhne agat gur luaigh mé in áit amháin conas a d'éirigh mé i lár na hoíche agus mo bhia a bheith agam. Bhuel, a itheann ag meán oíche, bhí sé ar mo éigeantas bia a ithe. Ní hé gur bhain mé úsáid as caitheamh aimsire as. Ag meán oíche, thosaigh aigéadacht ag foirmiú sa bholg, agus ba ghnách leis bia a ghlacadh chun an pitta céanna a shochtadh agus a mhaolú. Uaireanta ba ghnách liom bainne fuar fuar a ól freisin. Mar sin tá sé fíor go hiomlán go bhfuil am Pitta lár, cibé acu is lár an lae nó lár na hoíche é.

Is é am Kapha tús an lae agus tús na hoíche .i. maidin agus tráthnóna. Ar an mbealach seo, nuair a bheidh a fhios againn go bhfuil ag cén t-am den lá, a dosha méaduithe nó laghdú, beidh tú ag ithe de réir na lochtanna sin.

Ní bheidh mé ag caint faoi chógais Ayurvedic toisc go bhfuil mo thaithí go bhfuil gach airíonna leighis ag torthaí agus glasraí. Tá mo ghalair go léir leigheas agam trí thorthaí, sailéid agus muiléid amháin a ithe. Agus anois tá taithí na mílte daoine eile curtha leis an taithí seo agamsa freisin. Toisc go bhfuil mé ag obair sa réimse seo le dhá bhliain anuas. Tabhair faoi deara nach bhfuil mé ag rá go bhfuil leigheasanna Ayurvedic gan úsáid. Más mian le duine, is féidir le duine iad a ithe freisin, toisc go bhfuil leigheasanna Ayurvedic go hiomlán nádúrtha, bronntanas an dúlra, agus leigheasanna nádúrtha tairbheach.

Langhanam Param Aushadham (Is é troscadh an leigheas is fearr)

Ciallaíonn Langhanam troscadh. Deirtear in Ayurveda gurb é Langhanam Param Aushadhaam, is é sin, an troscadh an leigheas is mó. Agus tá sé seo fíor freisin. Tá sé le feiceáil go n-itheann daoine bia gan ocras. Ní gá bia a bheith ag an gcorp, itheann sé é fós. Ag faire ar an gclog agus ag ithe. Caithfidh duine a ithe trí huaire in aghaidh an lae ar fad cibé an bhfuil ocras nó nach bhfuil. Is príomhfhréamh galair é freisin. Nuair a itheann bia gan ocras, tá an gastritis mall síos cheana féin, agus nuair a itheann bia gan ocras, bíonn sé níos moille. Ní stadaimid anseo, ach anois tá sneaiceanna ann freisin, tae, samosa, jalebi, brioscaí, sceallóga namkeen etc. Déantar é seo go léir a ithe ar leithligh tar éis brú a chur air trí huaire sa lá. Seo mar a oibríonn ár gcomhlacht 24 uair sa lá. De bharr an méid ach amháin codanna áirithe den chorp, ní mór sos a bheith ag gach orgán eile. Tuigimid trí shampla. Cuir i gcás gur tiománaí tú agus lig dom a rá leat tiomáint go leanúnach ar feadh na dtrí lá atá romhainn. Níor chóir duit codladh fiú le linn na dtrí lá seo. Tá gach féidearthacht ann go ndéanfaidh tú timpiste gluaisteáin. Is é an cás céanna leis na codanna dár gcorp. Teastaíonn scíthe uathu freisin. Ciallaíonn Langhanam troscadh a sholáthraíonn scíthe. Luathaítear an próiseas cneasaithe le linn Langhanam. Déantar glúcós breise a ionsú. tosaíonn an saille breise leá. Cibé rud atá breise sa chorp, déanann Langhanam é a chothromú. Tugaim aire speisialta do Langhanam. Tá dearadh m'aiste bia sa chaoi is go n-aimsítear é sa réim bia féin. Déantar torthaí, sailéid agus muiléid a dhíleá go han-tapa. Ar an mbealach seo, nuair a dhéantar rudaí a dhíleá go tapa, fanfaidh an comhlacht folamh don chuid eile den am agus déanfaidh sé a chuid leighis a chomhlíonadh agus na míchothromaíochtaí a cheartú.

Enema

Enema, a bhfuil cur síos mionsonraithe agam cheana féin. Is é Enema bronntanas Ayurveda, a bhfuil a fhios againn anois faoin ainm seo sa ré nua-aimseartha.

Triphala

Is éard atá i Triphala ná trí thorthaí. Amla, Haran, agus Bahera. Ba cheart é a úsáid sa chóimheas seo Amla 3, cóimheas Haran 2, agus cóimheas Bahera 1. Tá an cóimheas seo chun an boilg a ghlanadh. Tá cur síos ar chomhréireanna éagsúla i galair éagsúla in Ayurveda. Tá Amla ar cheann den bheagán torthaí ar domhan, ina bhfaightear cúig sú san iomlán. Breathnaíonn blas Amla, Haran, agus Bahera beagnach mar an gcéanna. Feidhmíonn Triphala mar ghníomhaire glantacháin. Glanann sé ón rian díleá go dtí na nerves.
Mar sin féin, déanann Enema, Sú Glas, Torthaí, Sailéad agus Muiléid an rud céanna i m'aiste bia. Mar sin níl aon ghá le Triphala. Fós féin, más mian le duine ar bith é a ghlacadh, is féidir leis é a ghlacadh, toisc go bhfuil sé go hiomlán nádúrtha.

Eolas Mionsonraithe Muiléad

Anseo gheobhaidh muid an t-eolas seo a leanas faoi Millet

Cad é Millet, cad iad na buntáistí a bhaineann leis, cé mhéad cineálacha atá ann san iomlán, agus ainmneacha i mBéarla.

Is é muiléad grán ár dtíre féin. A ithe go flúirseach i ngach stát na hIndia thart ar 40 bliain ó shin. Ach anois ní itheann ach líon an-teoranta daoine é. Mar gheall ar a bhfuil an grán amhail is dá mba imithe. Ach i dtéarmaí sláinte, tá sé i bhfad níos fearr ná rís agus cruithneacht. Táim ag moladh é ach amháin tar éis é a chaitheamh go díreach. Tá taighde an-domhain déanta agam ar an grán seo. Tá a fhios agaibh go léir nach n-itheann mé ach Muiléad i ngránaigh. Tá snáithín i gcainníocht chothromaithe i muiléid ó thart ar 7% go 12%. Tá sé an-tábhachtach go mbeadh snáithín inár mbia mar ní hamháin go n-ghlanann snáithín na nerves ach freisin an Rian Díleácha. Tá a fhios againn go han-mhaith go dtéann 80-90% de ghalair an domhain tríd an boilg. Tugann muiléid aire don bholg. Cibé gráinní eile atá á n-ithe againn, is lú an méid snáithíní atá iontu, nó ní bhíonn sé ach ainmniúil. Mar shampla, níl ach 0.2% snáithín i rís agus 1.2% snáithín i cruithneacht. Bainimid freisin an snáithín atá sa chruithneacht trína bhogadh trí criathar. Anseo táim ag caint faoi bran. Arán a itheann gan bran faigheann bhfostú inár intestines. Agus is é seo an áit a dtosaíonn an galar. Is é seo an fhréamh gás, aigéadacht agus constipation.

Is grán neamh-aigéadach é muiléad. Ba chóir don duine a bhfuil aigéadacht aige muiléad a ghlacadh in ionad cruithneachta. Tá a Tasheer féin ag gach earra bia. Ciallaíonn Tasheer go rachaidh sé isteach sa chorp agus go gcruthóidh sé teas, go bhfanfaidh sé fiú, nó go gcuirfidh sé fionnuaracht ar fáil. Cé go bhfuil an difríocht beag agus b'fhéidir nach mbraitheann duine sláintiúil an difríocht seo fiú, ach do dhuine tinn tá an difríocht seo cosúil le ceann mór.

Is é áilleacht muiléad ná go rialaíonn sé glúcóis fola freisin. Tá sé in ann é seo a dhéanamh mar gheall ar a snáithín. Ós rud é gur méid cothrom snáithín é, scaoileann sé glúcós go mall. Mar gheall ar nach bhfuil an méid siúcra san fhuil fós ard. Tá a lán Cásanna ar fáil agam a rialaítear a gcuid siúcra trí Mhiléad. Sa lá atá inniu ann tá na daoine sin go léir saor ó chógais siúcra. Ní mór rud amháin eile a choinneáil i gcuimhne, rud a fhágann go bhfuil an toradh níos fearr fós, sula n-itheann Muiléad, ithe 200 go 250 gram de sailéad. Tá sé feicthe againn go raibh smacht níos fearr ag daoine a d'ith sailéad le muiléad, ná mar a d'ith siad muiléad amháin.

Faightear muiléad go príomha i gcineálacha 9-10 inár dtír. Ach ní bheidh mé ag caint ach faoi chúig muiléad. Toisc go bhfuil an méid snáithín sna cúig muiléad seo beagán níos airde ná an chuid eile. Seo

a leanas faoi seach é. 1. Barr Donn (Green Kangni),
2. Foxtail (Kangni), 3. Kodo (Kodra) 4. Beag (Kutki),
5. Barnyard (Sanwa)

Soak ar feadh 8 uair an chloig roimh a dhéanamh
muiléad. Tá sé díleáite go maith ag maos bia, toisc
go bhfuil sé méid maith de snáithín, mar sin maos tá
sé an-tábhachtach. Tar éis maos, déan é cosúil le
rís agus é a ithe. Ar an mbealach seo, cuir muiléad
in ionad cruithneacht agus rís go hiomlán.

Píseanna talún Orgánach

Is iad peanuts mo phríomhfhoinse próitéine agus saille. Soak in uisce é ar feadh ocht n-uaire an chloig, ansin é a ithe, is é meán lae an t-am is fearr chun é a ithe. Ná é a ithe go luath ar maidin mar go bhfuil sé an-trom a díolama. Dá bhrí sin, é a ithe ach amháin tar éis 8-10 mí ó thús an aiste bia. Tar éis ocht go deich mí de dieting, éiríonn an córas díleácha an-láidir. A bhfuil a chóras díleácha láidir, is féidir leis é a ithe chomh luath agus a thosaíonn sé ar an aiste bia. Tá 50% saill ardchaighdeáin i bpíseanna talún, agus 25% ardleibhéil próitéine. Tá an próitéin atá ann ag leibhéal an bhainne agus na feola. Is féidir é a ithe freisin ag daoine atá ag fulaingt ó siúcra, toisc go bhfuil an méid carbaihiodráití ann níos lú. Gné eile a thug mé féin agus daoine eile a leanann aiste bia faoi deara ná go n-ghlanann sé idirstad go han-mhaith tar éis é a ithe.

Spioradáltacht, an Bhagavad Gita, agus gnóthachtáil Bhagavad Gyan

Léiríonn an leabhar seo go fírinneach mé. Cibé eolas atá ionam, cibé rud a d'fhoghlaim mé sa bheatha trí ghrásta Dé, corpróidh mé é go léir sa leabhar seo. Cibé an bhfuil baint aige le bia, le Ayurveda, nó le spioradáltacht.

Cibé rud a phléamar anois bhí an t-eolas ar an gcorp fisiciúil a choinneáil in ord. Anois labhróimid faoi smacht a chur ar an gcorp caolchúiseach .i. aigne, intleacht agus céadfaí. Ní comhlacht fisiciúil amháin é ár gcorp. Go bunúsach tá an corp agus anam subtle ceangailte freisin. Is duine daonna iad seo go léir. Ní thagann galar ach amháin sa chorp fisiceach ach freisin sa chomhlacht subtle. Beidh an chaibidil seo ag caint faoi a choinneáil ar an comhlacht subtle sláintiúil. Tugtar fadhb shíceolaíoch ar an ngalar seo i dteanga an lae inniu. Tá an fhadhb seo laistigh den intinn. Tá an galar seo rud ar bith ach amháin agus eagla amháin. Eascraíonn eagla as aineolas, má tá eolas againn, ansin beidh deireadh lenár n-eagla freisin. Baineann an chaibidil seo le heolas amháin. Ní liomsa an t-eolas seo ar an bhfírinne. Is é an Tiarna Féin a dúirt an t-eolas seo. Sa chaibidil seo, míneoidh mé an t-eolas céanna duit i dteanga shimplí. Is é an chúis atá leis an eagla a thagann inár n-aigne ná nach bhfuil an t-eolas ar ár nádúr féin againn. Cá as ar tháinig muid, cá rachaimid tar éis corp an bháis a fhágáil? Cad é an cuspóir atá againn ar an domhan seo? An bhfuil domhan níos faide ná seo? An bhfuil aon duine níos cumhachtaí fós? Má fhreagraítear na ceisteanna seo go léir, ansin beidh ár n-intinn faoi shíocháin. Beidh sásamh san intinn agus beidh tú in ann do chuid oibre a dhéanamh ar bhealach suaimhneach. Sa chaibidil seo, beimid ag caint freisin ar mhachnamh mar aon leis an eolas ar Dhia. Is gá an dá rud seo a dhéanamh le chéile, is é sin mo thaithí.

A léitheoirí, a chara, tá roinnt véarsaí ó Bhagavad Gita tugtha agam i mo shaol. Tá na véarsaí sin curtha de ghlanmheabhair. Canaim iad gach lá. Tá dianmhachnamh déanta ar na véarsaí seo freisin. Leis an eolas seo, athraíodh mé agus athrófar do shaol freisin. Tá athrú tagtha ar mo shaol, agus mar sin tá an t-eolas seo á ionchorprú agam sa leabhar seo. Leis an eolas seo ar Dhia, tá freagra gach ceist den saol faighte agam. Níl a leithéid de cheist sa saol seo nár fhreagair Dia sa Bhagavad Gita. Ó tharla go bhfuil an t-eolas seo faighte agam, nílim i bhfostú áit ar bith i mo shaol. Is minic a théann muid i bhfostú i go leor áiteanna. Ní féidir cinntí a dhéanamh faoi imthosca áirithe. Ní féidir idirdhealú a dhéanamh fiú idir ceart agus mícheart. Ach má tá an t-eolas agat ar Dhia, déanfaidh tú an cinneadh i jiffy. Tá dhá rud sa saol ábhartha seo, réaltacht amháin agus an ceann eile maya. Go dtí inniu, bhíomar go léir ag smaoineamh ar Maya mar an réaltacht agus ní raibh aon eolas againn ar cad é an réaltacht. Is é seo cúis ár brón. Ní rud ar bith atá san fhulaingt ach eascraíonn gach trua as an aineolas seo. Tar éis an eolais seo beidh tú in ann an difríocht idir réaltacht agus maya a fháil amach. Leis an eolas cruinn seo, tiocfaidh deireadh le do chuid brón.

Rud amháin a thug mé faoi deara, ní hamháin san India ach ar fud an domhain nach bhfuilimid ag caitheamh ach leis an gcorp fisiciúil. Gach na hospidéil, clinicí a chóireáil ach amháin an comhlacht fisiciúil. Sin é an fáth nach bhfuilimid ag fáil an tairbhe iomlán. Ar lámh amháin faighimid cóireáil agus ar an taobh eile ithimid piollaí le haghaidh dúlagar agus insomnia. Chun an intinn a rialú agus an aigne a leigheas ní dhéanfaidh na piollaí seo. Ní bheidh codlata teacht ó pills. Má fhaigheann tú codladh tar éis pill amháin a ghlacadh inniu, ansin tar éis 4 mhí gheobhaidh tú codladh tar éis 2 pills a ghlacadh. Toisc anois nach bhfuil an dáileog de pill amháin ag obair. Ar an mbealach seo beidh an chainníocht a choinneáil ag méadú, cé mhéad pills a bheidh tú ag ithe. Dá bhrí sin tá sé an-tábhachtach go mbeadh eolas ar an fhírinne deiridh. Toisc tar éis an fhírinne deiridh a fhios agam, níl aon leigheas ag teastáil níos mó.

Bhagwat Gita - Roinnt véarsaí

na jāyate mriyate vā kadāchin
nāyaṁ bhūtvā bhavitā vā na bhūyaḥ
eagraíocht nityaḥ śhāśhvato 'yaṁ purāṇo
na hanyate hanyamāne śharīre - 2.20

Ní rugadh an t-anam, agus ní fhaigheann sé bás go deo; ná tar éis a bheith ann uair amháin, ní scoirfidh sé de bheith. Tá an t-anam gan bhreith, síoraí, neamhbhásmhar agus gan aois. Ní scriostar é nuair a scriostar an corp.

vāsānsi jīrṇāni yathā vihāya

navāni gṛihṇāti naro' parāṇi

tathā śharīrāṇi vihāya jīrṇānya

nyāni sanyāti navāni dehī - 2.22

De réir mar a chaillfidh duine baill éadaigh caite agus go gcaitheann sé baill nua, mar an gcéanna, tráth an bháis, caitheann an t-anam a chorp caite agus téann sé isteach i gcorp nua.

nainaṁ chhindanti śastrāṇi nainaṁ dahati

pāvakaḥ

na chainaṁ kledayantyāpo na śhoṣhayati

mārutaḥ - 2.23

Ní féidir le hairm an t-anam a mhilleadh, agus ní féidir le tine é a dhó. Ní féidir le huisce é a fhliuchadh, agus ní fhéadfaidh an ghaoth é a thriomú.

achchhedyo 'yam adāhyo' yam akledyo 'śhoṣhya eva cha
nityaḥ sarva-gataḥ sthāṇur achalo 'yaṁ sanātanaḥ -

Tá an t-anam dobhriste agus do-dhóite; ní féidir é a mhaolú ná a thriomú. Tá sé suthain, i ngach áit, do-athraithe, do-athraithe, agus primordial.

karmaṇy-evādhikāras an mā phaleṣhu
kadāchana
le karma-phala-hetur bhūr ag an saṅgo'
stvakarmaṇi - 2.47

Tá sé de cheart agat do dhualgais ordaithe a chomhlíonadh, ach níl tú i dteideal torthaí do ghníomhartha. Ná meas riamh gurb é tú féin is cúis le torthaí do ghníomhaíochtaí, ná ná bíodh baint agat le heaspa gnímh.

yoga-sthaḥ kuru karmāṇi saṅgaṁ tyaktvā
dhanañjaya
siddhy-asiddhyoḥ samo bhūtvā samatvaṁ
yoga uchyate - 2.48

Bí diongbháilte i gcomhlíonadh do dhualgas, O Arjun, ag tréigean ceangal le rath agus teip. Tugtar Yog ar chomhionannas den sórt sin.

yaḥ sarvatrānabhisnehas tat tat prāpya
śhubhāśhubham
nābhinandati na dveṣṭi tasya prajñā
pratiṣhṭhitā - 2.57

An té a fhanann gan cheangal ar gach riocht, agus nach bhfuil lúcháireach le dea-fhortún ná faoi ghruaim ag àmhghair, is saoi é a bhfuil eolas foirfe aige.

yadā sanharate chāyaṁ kūrmo 'ṅgānīva
sarvaśhaḥ
indriyāṁīndriyārthebhyas tasya prajñā
pratiṣhṭhitā - 2.58

Duine atá in ann na céadfaí a tharraingt siar óna chuspóirí, díreach mar a tharraingíonn turtar a ghéaga isteach ina bhlaosc, tá sé bunaithe san eagna dhiaga.

dhyāyato viṣhayān puṁsaḥ saṅgas
teṣhūpajāyate
saṅgāt sañjāyate kāmaḥ kāmāt krodho '
bhijāyate 2.62

Agus tú ag smaoineamh ar oibiachtaí na gcéadfaí, forbraíonn duine ceangal leo. Is é an fonn a eascraíonn as ceangaltán, agus as dúil tagann fearg.

krodhād bhavati sammohaḥ sammohāt

smṛti-vibhramaḥ

smṛti-bhranśhād buddhi-nāśho buddhi-

nāśhāt praṇaśhyati -2.63

Is é an toradh a bhíonn ar fhearg ná scamallú an bhreithiúnais, rud a fhágann go mbíonn an chuimhne ag dul in olcas. Nuair a bhíonn an chuimhne meáite, scriostar an intleacht; agus nuair a bhíonn an intleacht scriosta, tá ceann amháin scriosta.

rāga-dveṣha-viyuktais tu viṣhayān
indriyaiśh charan
ātma-vaśhyair-vidheyātmā prasādam
adhigachchhati - 2.64

Ach an té a rialaíonn an intinn, agus atá saor ó cheangal agus seachrán, fiú agus cuspóirí na gcéadfaí á n-úsáid aige, sroicheann sé Grásta Dé.

indriyāṇāṁ tréith an aigne

tadasya harati prajñāṁ vāyur nāvam

ivāmbhasi - 2.67

Díreach mar a scuabann gaoth láidir bád as a cúrsa cairtfhostaithe ar an uisce, is féidir fiú ceann de na céadfaí ar a ndírítear san intinn an t-intleacht a chur ar seachrán.

āpūryamāṇam achala-pratiṣhṭhaṁ

samudram āpaḥ praviśhanti yadvat

tadvat kāmā yaṁ praviśhanti sarve

sa śhāntim āpnoti na kāma-kāmī - 2.70

Díreach mar a fhanann an t-aigéan gan cur isteach ar shreabhadh gan staonadh na n-uiscí ó aibhneacha ag cónascadh isteach ann, mar an gcéanna an saoi atá gan gluaiseacht d'ainneoin shreabhadh rudaí inmhianaithe timpeall air, slánaíonn sé síocháin, agus ní an duine a dhícheall mianta a shásamh.

vihāya kāmān yaḥ sarvān pumānśh

charati niḥspṛihaḥ

nirmamo nirahankāraḥ sa śāntim

adhigachchhati - 2.711

An duine sin, a thugann suas gach mianta ábhartha agus a chónaíonn saor ó mhothú saint, dílseánachta, agus egoism, slánaíonn sé síocháin foirfe.

prakṛiteḥ kriyamāṇāni guṇaiḥ karmāṇi

sarvaśhaḥ

ahankāra-vimūḍhātmā kartāham iti

manyate - 3.27

Déantar na gníomhaíochtaí go léir de réir na dtrí mhodh de nádúr ábhartha. Ach san aineolas, smaoiníonn an t-anam air féin mar dhearthóir, agus é meallta ag aithint bhréagach leis an gcorp.

śhreyān swa-dharmo viguṇaḥ para-

dharmāt sv-anuṣhṭhitāt

swa-dharme nidhanaṁ śhreyaḥ para-

dharmo bhayāvahaḥ 3.35

Is fearr i bhfad dualgas forordaithe nádúrtha duine a chomhlíonadh, cé go bhfuil lochtanna air, ná dualgas forordaithe duine eile a chomhlíonadh, cé go foirfe. Go deimhin, is fearr bás a fháil i gcomhlíonadh dualgais an duine, ná cosán duine eile a leanúint, atá lán le contúirt.

kāma eṣha krodha eṣha rajo-guṇa-

samudbhavaḥ

mahāśhano mahā-pāpmā viddhyenam iha

vairiṇam

Dúirt an Tiarna Uachtarach: Is é an lust amháin, a rugadh ó theagmháil le modh na paisean, agus a chlaochlú ina fhearg níos déanaí. Bíodh a fhios seo agat mar an namhaid peacach uile-chaithitheach ar domhan.

indriyāṇi mano buddhir asyādhiṣhṭhānam
uchyate
etair vimohayatyeṣha jñānam āvṛtya
dehinam 3.40

Deirtear gur forais pórúcháin don mhian iad na céadfaí, an aigne agus an intleacht. Tríd iad, déanann sé scamaill ar eolas an duine agus seachnaíonn sé an t-anam corpraithe.

imaṁ vivasvate yogaṁ proktavān aham
avyayam
vivasvān manave prāha manur
ikṣhvākave 'bravīt

4. 01

Dúirt an Tiarna Uachtarach Shree Krishna: Mhúin mé eolaíocht shíoraí seo na nIóg do Dhia na Gréine, Vivasvan, a thug ar Mhanú í; agus thug Manú, ina dhiaidh sin, treoir do Ikshvaku é.

vīta-rāga-bhaya-krodhā man-mayā mām
upāshritāḥ
bahavo jñāna-tapasā pūtā mad-bhāvam
āgatāḥ - 4.10

A bheith saor ó cheangal, eagla, agus fearg, ag glacadh go hiomlán ionam, agus ag glacadh tearmainn ionam, go leor daoine san am atá caite íonaithe ag eolas orm, agus mar sin a bhaint amach Mo ghrá diaga.

tyaktvā karma-phalāsaṅgaṁ nitya-tṛpto

nirāśhrayaḥ

karmaṇyabhipravṛitto' pi naiva kiñchit karoti saḥ - 4.20

Tá daoine den sórt sin, tar éis dóibh gabháil le torthaí a gcuid gníomhartha, sásta i gcónaí agus níl siad ag brath ar rudaí seachtracha. In ainneoin dul i mbun gníomhaíochtaí, ní dhéanann siad rud ar bith ar chor ar bith.

nirāśhīr yata-chittātmā tyakta-sarva-

parigrahaḥ śhārīraṁ kevalaṁ karma

kurvan nāpnoti kilbiṣham - 4.21

Saor ó ionchais agus ó mhothú na húinéireachta, leis an intinn agus an intleacht rialaithe go hiomlán, ní thabhaíonn siad aon pheaca cé go ndéanann siad gníomhartha a gcorp.

yadṛichchhā-lābha-santuṣhṭo dvandvātīto

vimatsaraḥ

samaḥ siddhāvasiddhau cha kṛtvāpi na
nibadhyate - 4.22

Gan a bheith sásta le cibé gnóthachan a thagann as a thoil féin, agus saor ó éad, tá siad níos faide ná dualchtaí an tsaoil. Ós rud é go bhfuil siad feistithe le rath agus teip, níl siad faoi cheangal ag a ngníomhartha, fiú agus iad i mbun gach cineál gníomhaíochtaí.

apāne juhvati prāṇaṁ prāṇe 'pānaṁ
tathāpare
prāṇāpāna-gatī ruddhvā prāṇāyāma-
parāyaṇāḥ
niyatāhārāḥ prāṇān prāṇeṣhu juhvati le
feiceáil
sarve' pyete yajña-vido yajña-kṣhapita-
kalmaṣhāḥ

Fós cuireann daoine eile an anáil amach san anáil isteach mar íobairt, agus cuireann cuid acu an anáil isteach san anáil atá ag dul as oifig. Roinnt cleachtas arduously prāṇāyām agus srian a chur ar an breaths isteach agus amach, amháin absorbed i rialáil an fuinneamh saoil. Ach cuireann daoine eile srian ar a n-iontógáil bia agus cuireann siad anáil isteach sa saolfhuinneamh mar íobairt. Glantar a n-eisíontais seo go léir ar an íobairt mar thoradh ar léirithe den sórt sin.

yaj jñātvā na punar moham evaṁ yāsyasi

paṇḍava -

sé bhūtānyaśheṣheṇa

drakṣhyasyātmanyatho mayi - 4.35

Ag leanúint leis an gcosán seo agus tar éis soilsiú a bhaint amach ó Ghúrú, O Arjun, ní bheidh tú ag dul i léig a thuilleadh. I bhfianaise an eolais sin, feicfidh tú nach bhfuil i ngach neach beo ach codanna den Uachtarach, agus go bhfuil siad laistigh díom.

api ched asi pāpebhyaḥ sarvebhyaḥ pāpa-

kṛit-tamaḥ

sarvaṁ jñāna-plavenaiva vṛijinaṁ

santariṣhyasi - 4.36

Is féidir fiú na daoine sin a meastar gurb iad na peacaigh is mímhorálta iad go léir a thrasnú thar an aigéan ábharach seo trí iad féin a shuí i mbád an eolais diaga.

śhraddhāvānllabhate jñānaṁ na paraḥ

sanyatendriyaḥ

jñānaṁ labdhvā parāṁ śhāntim

achireṇādhigachchhati -4.39

Faigheann na daoine sin a bhfuil a gcreideamh domhain agus a bhfuil cleachtadh acu a n-intinn agus a gcéadfaí a rialú, eolas diaga. Trí eolas tarchéimnitheach den sórt sin, sroicheann siad go tapa síocháin uachtaracha shíoraí.

jitātmanaḥ praśhāntasya paramātmā

samāhitaḥ

śhītoṣhṇa-sukha-duḥkheṣhu tathā

mānāpamānayoḥ - 6.7

Éiríonn na yogis a bhfuil an aigne buaite acu os cionn na ndualgas a bhaineann le fuacht agus teas, áthas agus brón, agus onóir agus mímhuiníne. Fanann ióga den sórt sin síochánta agus diongbháilte ina dtiomantas do Dhia.

ananya-chetāḥ satataṁ yo māṁ smarati

nityaśhaḥ

tasyāhaṁ sulabhaḥ pārtha nitya-yuktasya

yoginaḥ - 8.14

O Parth, dóibh siúd a cheapann ióga i gcónaí orm le deabhóid eisiach, tá mé insroichte go héasca mar gheall ar a ionsú leanúnach i Me.

mayā tatam idaṁ sarvaṁ jagad avyakta-
mūrtinā

mat-sthāni sarva-bhūtāni na chāhaṁ
teṣhvavasthitaḥ -9.4

Tá an léiriú cosmaí seo ar fad ar fud na cruinne agamsa i Mo fhoirm neamhléirithe. Cónaíonn gach neach beo ionam, ach níl cónaí orm iontu.

na cha mat-sthani bhūtāni paśhya me
yogam aiśhwaram

bhūta-bhṛn na cha bhūta-stho mamātmā

bhūta-bhāvanaḥ - 9.5

Agus fós, ní chloíonn na daoine beo ionam. Féach rúndiamhair Mo fhuinneamh diaga! Cé gur Cruthaitheoir agus Cothaitheoir gach neach beo mé, níl tionchar agam orthu nó ar nádúr ábhartha.

patraṁ puṣhpaṁ phalaṁ toyaṁ yo me
bhaktyā prayachchhati

tadahaṁ bhaktyupahṛtam aśhnāmi

prayatātmanaḥ - 9.26

Má thairgeann duine dom le deabhóid duilleog, bláth, toradh, nó fiú uisce, glacaim go h-aoibhinn leis an mír sin a thairgim le grá ag Mo dhílse i bhfíor-chomhfhios.

fear-manā bhava mad-bhakto mad-yājī

māṁ namaskuru

mām evaiṣhyasi yuktvaivam ātmānaṁ

mat-parāyaṇaḥ - 9.34

Smaoinigh orm i gcónaí, bí tiomanta dom, adhraigh Mise, agus tabhair géill dom. Tar éis duit d'intinn agus do chorp a thiomnú domsa, is cinnte go dtiocfaidh tú chugam.

aham ātmā guḍākeśha sarva-bhūtāśhaya-

sthitaḥ

aham ādiśh cha madhyaṁ cha bhūtānām

anta eva cha - 10.20

A Arjun, táim i mo shuí i gcroílár gach aonáin bheo. Is mise tús, lár, agus deireadh gach neach.

daṇḍo damayatām asmi nītir asmi

jigīṣhatām

maunaṁ chaivāsmi guhyānāṁ jñānaṁ

jñānavatām aham

Níl ionam ach pionós i measc bealaí chun aindlí a chosc, agus iompar ceart ina measc siúd atá ag iarraidh bua. I measc rúin táim i mo thost, agus sna daoine ciallmhara mise a n-eagna.

Yach chāpi sarva-bhūtānāṁ bījaṁ tad
aham, O Arjuna
na tad asti vinā yat syān mayā bhūtaṁ
charācharam

Is mise síol ginte na ndaoine beo, O Arjun. Ní féidir le créatúr ar bith a ghluaiseann nó nach bhfuil ag gluaiseacht a bheith ann gan Mise.

yad yad vibhūtimat sattvaṁ śhrīmad
ūrjitam eva vā
tat tad evāvagachchha tvaṁ mama tejo
'nśha-sambhavam

Cibé rud a fheiceann tú a bheith álainn, glórmhar nó cumhachtach, bíodh a fhios agat go n-éireoidh sé as ach spréach Mo splendour.

atha vā bahunaitena kiṁ jñātena
tavārjuna
viṣhṭabhyāham idaṁ kṛitsnam ekānśhena
sthito jagat

Cén riachtanas atá leis an mioneolas seo ar fad, O Arjun? Níl ort ach fios a bheith agat gur trí chodán amháin de Mo bheith agam, go dtugaim tríd agus go dtacaím leis an gcruthú iomlán seo.

śrī-bhagavān uvācha
kalo 'smi loka-kṣhaya-kṛit pravṛiddho

lokān samāhartum iha pravṇttaḥ

ṇte 'pi tvāṁ na bhaviṣhyanti sarve

ye 'vasthitāḥ pratyanīkeṣhu yodhāḥ - 11.32

Dubhairt an tArd-Tiarna: Is mise an tAm tréan, foinse an scriosta a thagann amach chun na cruinne a dhíbirt. Fiú gan do rannpháirtíocht, ní bheidh na laochra a bhí san arm freasúrach ann.

ye tv akṣharam anirdeśhyam avyaktaṁ
paryupāsate
sarvatra-gam achintyañcha kūṭa-stham
achalandhruvam
sanniyamyendriya- grāmaṁ sarvatra

sama-buddhayaḥ
te prāpnuvanti mām eva sarva-bhūta-hite
ratāḥ

Ach iad siúd a adhradh don ghné neamhfhoirmeálta den Fhírinne Uile-neamhghlan—an neamhthrócaireach, an dosháraithe, an neamhléirithe, an uilechumhachtach, an do-shamhlaithe, an síoraí, agus an dochorraithe - ag srianadh a gcéadfaí agus a bheith cothrom-intinn i ngach áit, sroicheann daoine den sórt sin, atá ag gabháil do leas na ndaoine go léir, Mise freisin.

ye tu sarvāṇi karmāṇi mayi sannyasya

mat-paraḥ

ananyenaiva yogena māṁ dhyāyanta
upāsate

teṣhām ahaṁ samuddhartā mṛtyu-

saṁsāra-sāgarāt

bhavami na chirāt pārtha mayy āveśhita-
chetasām

Ach iadsan a thiomnaíonn a ngníomhartha go léir domsa mar an tArdsprioc, ag adhradh Mise agus ag machnamh orm le deabhóid eisiatach, O Páirt, déanaim iad a sheachadadh go tapa ó aigéan na breithe agus an bháis, mar tá a bhfeasacht aontaithe liom.

mahā-bhūtāny ahankāro buddhir
avyaktam eva cha

indriyāṇi daśhaikaṁ cha pañcha

chendriya-gocharāḥ

Tá an réimse gníomhaíochtaí comhdhéanta de na cúig ghné mhór, an ego, an intleacht, an t-ábhar primordial unmanifest, na céadfaí déag (cúig chiall eolais, cúig céadfaí oibre, agus aigne), agus na cúig réad de na céadfaí.

ichchhā dveṣhaḥ sukhaṁ duḥkhaṁ

saṅghātaśh chetanā dhṛitiḥ

etat kṣhetraṁ samāsena sa-vikāram

udāhṛitam

Dúil agus seachrán, sonas agus ainnise, an corp, an Chonaic, agus an toil - is iad seo go léir an réimse agus a mionathruithe.

amānitvam adambhitvam ahinsā kṣhāntir āryavam

āchāryopāsanaṁ śhauchaṁ sthairyam

ātma-vinigrahaḥ

indriyārtheṣhu vairāgyam anahankāra eva cha

janma-mṛityu-jarā-vyādhi-duḥkha-doṣhānudarśhanam

asaktir anabhiṣhvaṅgaḥ putra-dāra-

gṛhādiṣhu

nityaṁ cha sama-chittatvam

iṣhṭāniṣhṭopapattiṣhu

mayi chānanya-yogena bhaktir

avyabhichāriṇī

vivikta-deśha-sevitvam aratir jana-

sansadi

adhyātma-jñāna-nityatvaṁ tattva-

jñānārtha-darśhanam

etaj jñānam iti proktam ajñānaṁ yadato

'nyathā

Uaimhneas; saoirse ó hypocrisy; neamhfhoréigean ; maithiúnas ; simplíocht ; seirbhís an Ghúrú; glaineacht coirp agus intinne; seasmhacht ; agus féin-rialú; dispassion i dtreo cuspóirí na céadfaí; easpa egotism; ag cuimhneamh ar olc na breithe, an ghalair, na seanaoise, agus an bháis; neamhcheangal ; easpa cloí le céile, leanaí, baile, agus mar sin de; meon cothrom i measc imeachtaí inmhianaithe agus neamh-inmhianaithe sa saol; deabhóid leanúnach agus eisiach i dtreo Mise; claonadh chun áiteanna aonaracha agus naimhdeas don tsochaí dhomhanda; seasmhacht san eolas spioradálta; agus ar thóir fealsúnach ar an bhFírinne Uile-iomlán — iad so uile dearbhaim gur eolas iad, agus an ní atá contrárdha dhó, tugaim aineolas.

sarva-dvāreṣhu dehe 'smin prakāśha
upajāyate
jñānaṁ yadā tadā vidyād vivṛddhaṁ
sattvam ity uta
lobhaḥ pravṛttir ārambhaḥ karmaṇām
aśhamaḥ spṛhā
rajasy etāni jāyante vivṛddhe
bharatarṣhabha
aprakāśho 'pravṛttiśh cha pramādo moha
eva cha
tamasy etāni jāyante vivṛddhe kuru-
nandana

Nuair a bheidh geataí uile an choirp soilsithe ag eolas, bíodh a fhios agat gur léiriú é ar mhodh na maitheasa. Nuair is mó an modh paiseanta, O Arjun, forbraíonn airíonna an tsaint, an tsaothraithe chun gnóthachan saolta, an t-uafás, agus an crógacht. A Arjun, néaltacht, táimhe, faillí, agus mealladh—is iad so príomh-chomharthaí mhodh an aineolais.

sattvāt sañjāyate jñānaṁ rajaso lobha eva
cha
pramāda-mohau tamaso bhavato 'jñānam
eva cha

Ó mhodh na maitheasa eascraíonn eolas, ó mhodh na paisean eascraíonn saint, agus ó mhodh an aineolais eascraíonn faillí agus seachrán.

An croílár an Bhagavad Gita mar a thuig mé agus a chomhshamhlú.

Ní sinne an corp. Tá muid anam. Tá an corp cosúil le éadach. An bealach a choinnímid ag athrú ár n-éadaí, ar an mbealach céanna a dhéanaimid, an t-anam, an corp a athrú. Díreach mar nach bhfuil muid ag gabháil le héadaí, ar an mbealach céanna níor chóir dúinn a bheith ceangailte leis an gcomhlacht. Is é an ceangaltán seo is cúis le brón. Níl aon bhás ar an anam, mar sin cad ba chóir dúinn a bheith eaglach? Beidh muid fós ann amárach. An raibh fiú roimh an cruthú seo, beidh sé ann fiú tar éis dheireadh an tsaoil seo. Mar sin bain eagla as d'intinn. Is cuid Dé an t-anam. Seo mar a deir an Tiarna Féin i gCaibidil 10.

bealach ceart chun gnímh

Tá an ceart againn an obair a dhéanamh, ach níl toradh an ghnímh inár lámha, is i lámha Dé atá sé. Sin an fáth gur chóir dúinn dul ar aghaidh ag déanamh oibre, gan smaoineamh riamh go n-éireoidh linn nó go dteipfidh orainn. Buafaimid nó caillfimid. An bhfaighidh muid bás nó an mairfimid? Ba chóir Karma a dhéanamh de réir na ndualgas. Níor cheart Karma a dhéanamh riamh chun mianta an duine a chomhlíonadh. Bíonn an té a oibríonn chun a mhianta a chomhlíonadh míshásta i gcónaí.

Toisc go bhfuil dúil ina ualach. Saolaítear mianta nua laistigh dúinn i gcónaí. Tar éis mian amháin a chomhlíonadh, tarlaíonn dúil eile breith. Mar sin, cé mhéad mianta a chomhlíonfaidh tú? Níl aon deireadh le mianta. Mar sin, ba chóir an saol a chaitheamh le dualgas agus ní chun mianta an duine a chomhlíonadh.

I ngach cás, tá féinfhírinne againn. Agus tá an swadharma gach duine againn difriúil i gcúinsí éagsúla. Sin an fáth nár cheart dúinn aon obair a dhéanamh feicthe ag éinne. Ba chóir obair a dhéanamh de réir a reiligiún féin. I gcúinsí áirithe b'fhéidir gur Swadharma é dom saol duine a ghlacadh. Agus is féidir le saol a thabhairt do dhuine in imthosca ar bith a bheith ina Swadharma domsa freisin. Caithfidh tú cinneadh a dhéanamh, cad é do Swadharma faoi imthosca áirithe.

Déan karma trí ardú os cionn brabúis agus caillteanais.

Trí mhachnamh a dhéanamh ar ábhar arís agus arís eile, éiríonn muid ceangailte leis an ábhar sin. Anseo is féidir leis an ábhar a bheith ina dhuine chomh maith le rud. Trí mhachnamh a dhéanamh ar rud éigin arís agus arís eile, tiocfaidh fonn chun cinn an t-ábhar sin a bhaint amach. Mura bhfaightear an rud sin tiocfaidh fearg. Agus éiríonn ár gcuimhne ar dhaoine eatarthu le fearg. Agus a bhfuil a chuimhne mearbhall, scriostar intleacht an duine sin, toisc nach luíonn an intleacht ach ar na cuimhní cinn. Má scriosaim na cuimhní cinn go léir ó d'intinn beidh tú ag breathnú ar mire.

Tarlaíonn dhá rud trí mhachnamh a dhéanamh ar na hábhair, cibé an sroichfear an t-ábhar nó ní bhainfear amach é. Tá an cur síos thuas ar a dtarlóidh mura bhfaightear é. Anois má fhaighim é, déanfaidh mé cur síos ar cad a tharlóidh. Má ghnóthaítear an réad, bíonn eagla ann go gcaillfear é. Níl na fadhbanna ag dul chun deiridh. Tá fadhbanna maidir le fáil agus ní i bhfáil. Coinneoimid i gcónaí ag smaoineamh má fhaigheann muid rud chomh torthúil, ansin beidh sonas le teacht. Ach fiú tar éis gnóthachtáil, tá sonas momentary. I ndáiríre, níl sonas sna hábhair, táimid ag lorg an domhain mícheart, tá sonas laistigh duit. Más rud é nach gcreideann tú, a dhéanamh ansin meditation agus a fheiceáil, beidh an bainne bainne a bheith uisce an uisce. Tá taithí agam féin air, ba cheart duit triail a bhaint as freisin. Mar sin, beidh brón i gcónaí mar thoradh ar mhachnamh na n-ábhar.

Eascraíonn fearg as mianta, mar sin ná coinnigh mianta. Deirim arís agus arís eile. Saol beo ní chun mianta a chomhlíonadh ach chun dualgais a chomhlíonadh. Is é an fonn ár namhaid, is é ár namhaid é. Dá luaithe a mharaíonn tú an namhaid seo, is amhlaidh is fearr.

Is féidir leat a bheith foirfe ón taobh istigh, anois agus sa nóiméad seo. Ach ní féidir é a bheith foirfe ón taobh amuigh. Mar sin a bheith sásta i gcónaí. Toisc sa saol ní féidir leat a bheith sásta fiú trí gach rud a bhaint amach ón taobh amuigh. Mar sin foghlaim le bheith sásta inniu agus anois.

Is seasamh i nDia an domhan seo ar fad. Tá Dia tar éis an domhan a ghlacadh. Ní mór go bhfuair tú an rud aisteach seo, conas is féidir le Dia a leithéid de chruthú ollmhór a shealbhú. Ba mhaith liom sampla a thabhairt, tá an corp seo i seilbh againne .i. anam caolchúiseach. An rud nach bhfuil le feiceáil fiú, tá sé chomh subtle. An fhaid a bhíonn anam sa chorp, leanann corp chomh mór sin de bheith ag gluaiseacht, ach an luaithe a fhágann an t-anam suaimhneach sin an corp, mar an gcéanna titeann an corp síos le brag. Ar an gcaoi chéanna agus a shealbhaíonn anam subtle corp chomh mór, mar an gcéanna a choimeádann an Tiarna an cruthú iomlán.

Bí dílis agus bíodh creideamh agat i nDia.
Beannaigh dóibh i gcónaí. Cuimhnigh i gcónaí orthu.
Bígí buíoch dó i gcónaí. Gabh buíochas le Dia as gach rud. Cuir d'intinn iontu.

An Cúpla Focal Deiridh

Léitheoirí a chara,

Tá mé ag obair sa réimse seo le dhá bhliain anuas. Le dhá bhliain anuas, trí na treoracha a thug mé a leanúint, tá na mílte daoine tar éis a gcuid galair iomadúla a leigheas trí nascadh leis an dúlra agus trí ghlacadh leis an dúlra. Dá bhrí sin, ní hamháin go bhfuil an taithí seo agamsa, ach cuireadh taithí na mílte daoine eile leis freisin. Ní bheinn in ann an leabhar seo a scríobh i mo shaol riamh agus má bhí mé in ann é a scríobh, bhí mé in ann é a scríobh mar gheall ar na mílte daoine seo, mar is iad na daoine seo stór mo mhuiníne. Ba dhuine mé a labhair níos lú le daoine. Bhí teagmháil le roinnt daoine. Bhí sé dodhéanta dom labhairt ar ardán áit éigin. Ach inniu is duine difriúil mé. Seo go léir an eolais féin, nuair a shreabhann eolas laistigh de dhuine, bíonn sé ina chumhacht go hiomlán difriúil.

Sa deireadh, déarfainn libh go léir gur cheart duit ceangal a dhéanamh leis an dúlra freisin agus bia nádúrtha a ghlacadh más mian leat fanacht saor ó ghalair ar feadh do shaoil. Cé atá in ann insint faoi do shláinte níos fearr ná tú féin? Tuigimid an luach is airde ar shláinte nuair a bhíonn muid tinn. Cén fáth nach dtuigimid níos luaithe, ar dtús tá sé seo saor in aisce againn ó Dhia. Agus tá sé ráite againn go bhfuil meas againn ar na rudaí a fhaightear saor in aisce. Mar sin nuair a gheobhaidh tú arís é, beidh a luach ar eolas agat freisin. Agus nuair a bhíonn an luach ar eolas, ansin ní chuirfear ach bia nádúrtha íon agus smaointe dearfacha sa chomhlacht seo. Agus ansin gheobhaidh tú eolas iomlán ar an gcomhlacht seo, cad atá tairbheach agus cad atá díobhálach don chomhlacht seo. Is é an t-eolas atá á labhairt agam anseo ná eolas ar bhia agus ar smaointe atá tairbheach don chorp, agus ní ar an gcorp le briseadh isteach sa chorp. Ní féidir leat é sin a dhéanamh riamh fiú má thógann sé na céadta bliain. Baineann gach rud a chruthaigh Dia le heolas agus is é an dúlra a chruthaigh Dia freisin. Sin an fáth a bhfuil a fhios ag nádúr níos mó faoinár gcorp ná linne. Dá bhrí sin, tá an bia a ullmhaíonn an dúlra go hiomlán ceart dár gcomhlacht, agus níl an bia a ullmhaímid oiriúnach dár gcomhlacht. Dá bhrí sin, nuair a itheann daoine bia iomlán nádúrtha, déantar a gcuid galair a leigheas, is é an t-aon difríocht atá ann ná go bhfuil eolas iomlán ag nádúr, agus tá leath neamhiomlán againn.

Bhí mé in ann a scríobh an leabhar seo amháin agus ach amháin toisc go bhfuil mé i mo chónaí ar an saol ifreann ar feadh dhá bhliain, mar sin tá a fhios agam an luach an eolais seo. Tá an leabhar seo scríofa agam fiú tar éis dom dúiseacht ar a dó a chlog san oíche, mar ní raibh mé in ann am a fháil i rith an lae. Cén fáth ar éirigh mé san oíche agus scríobh mé, mar tá a fhios agam praghas an eolais luachmhar seo. Tá a fhios agam seo, dá mbeadh an t-eolas seo agam sula dtitfinn tinn, ní bheinn i mo chónaí in ifreann ar feadh dhá bhliain.

Léitheoirí a chara,

Má tá contrárthacht in aon dá rud de mo chuid, ní féidir ach dhá rud a bheith ann, bíodh nach bhfuil mé in ann a mhíniú trí fhocail, nó níl tú in ann a thuiscint. Ní féidir linn gach rud a chur in iúl trí fhocail. Mar shampla, is dócha nár ith tú papaya riamh, anois conas is féidir liom binneas an papaya a mhíniú duit. Glaoimid ar gach milseacht mar milis. Ach ní hé seo an fhírinne. An bhfuil binneas gulab jamun cosúil le binneas papaya? Ach deirimid go bhfuil papaya milis, ach tugtar Gulab Jamun milis freisin. Nílim ach ag iarraidh a mhíniú nach féidir gach rud a chur in iúl i bhfocail, go dtuigtear roinnt rudaí trí thaithí amháin. Tá an t-eolas iomlán seo lán d'fhírinne, mar sin bí saor ó amhras agus comhshamhlú an t-eolas seo.

Go raibh maith agat,

Yogacharya Shri Anmol Yadav

A charaCairde
Má tá aon bhotún in aistriúchán an leabhair seo, logh dom le do thoil, níl mé ach ag iarraidh eolas an eispéiris fhíorghlan seo a chur in iúl duit sa teanga seo. Tá luach an eolais seo ar eolas agam. Mar gheall ar easpa an eolais seo, d'fhulaing mé ar feadh 2 bhliain.

Tugaim mo shonraí teagmhála i gcónaí mar is oibrí sóisialta mé. Mura bhfuil tú in ann dul i dteagmháil liom, beidh mo sheirbhís shóisialta ar neamhní.

Soghluaiste & whatsapp- (India) +91-9115112763 ,
+91-8054499284

Naisc Meáin Shóisialta
Youtube - Yogacharya Shri Anmol Yadav
Facebook - Yogacharya Shri Anmol Yadav
Amazon gach leabhar saor in aisce,.
.www.amazon.com/author/anmolyadav

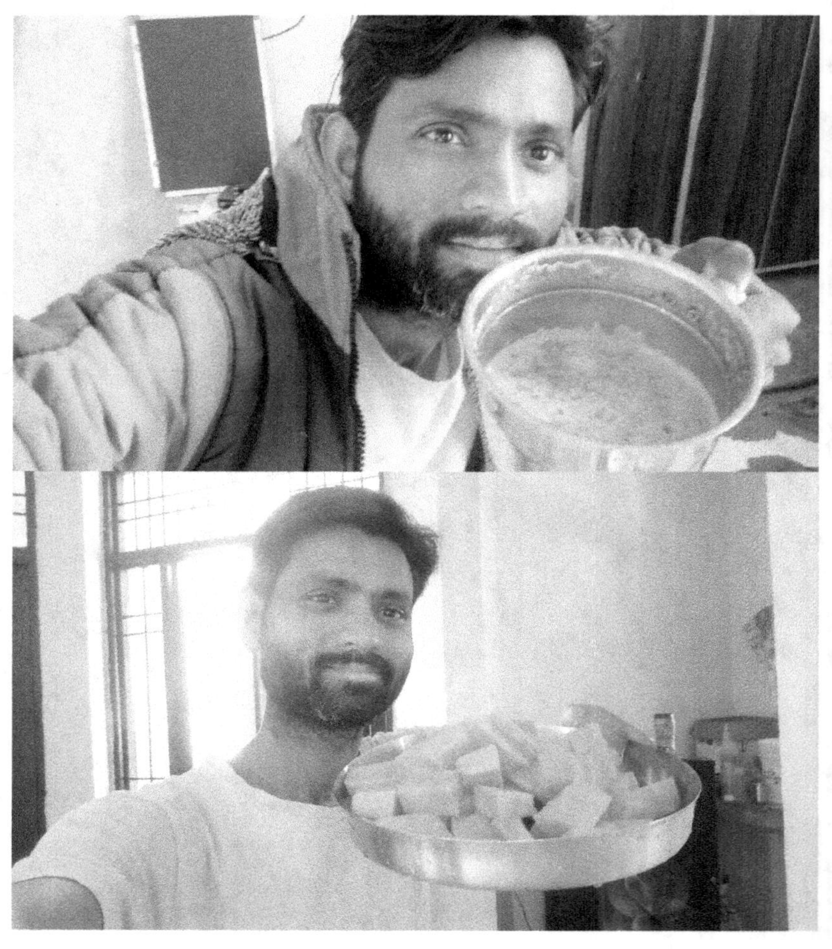

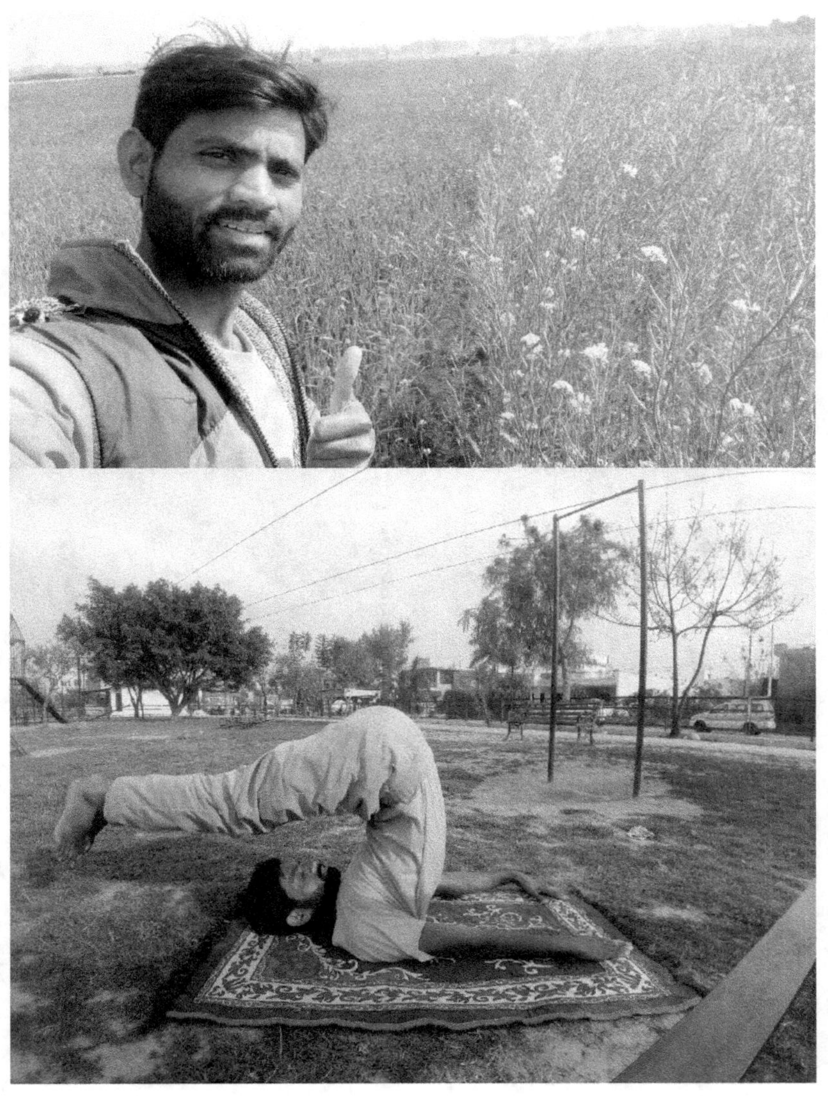

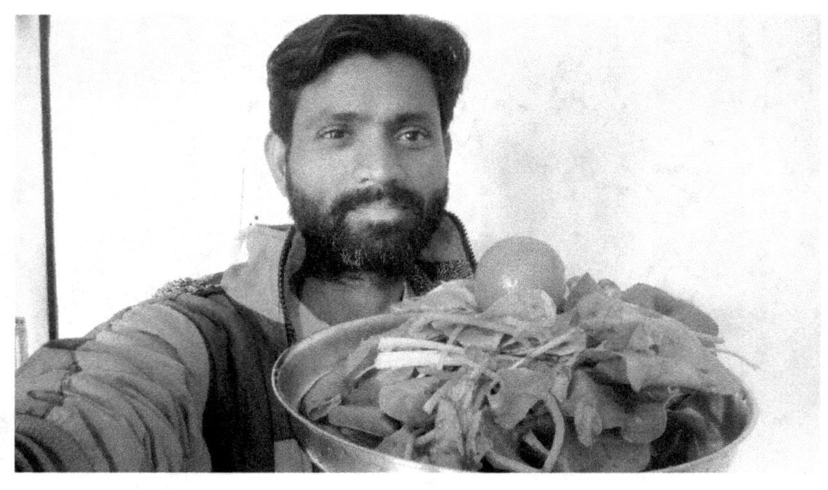

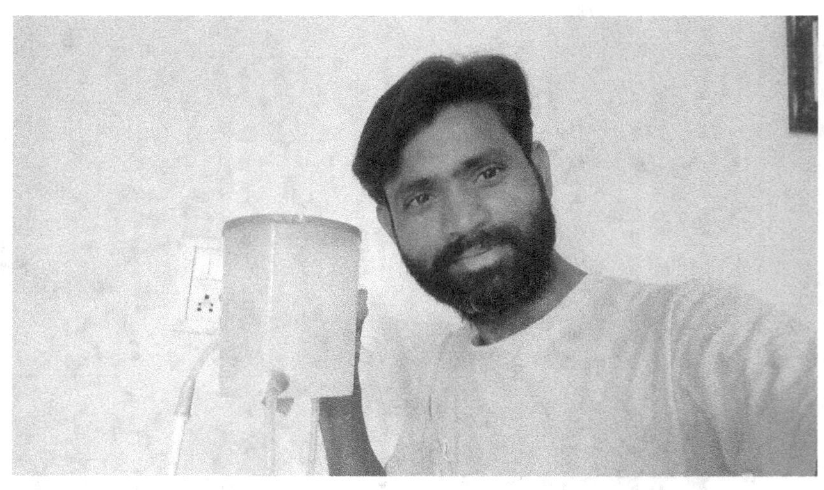

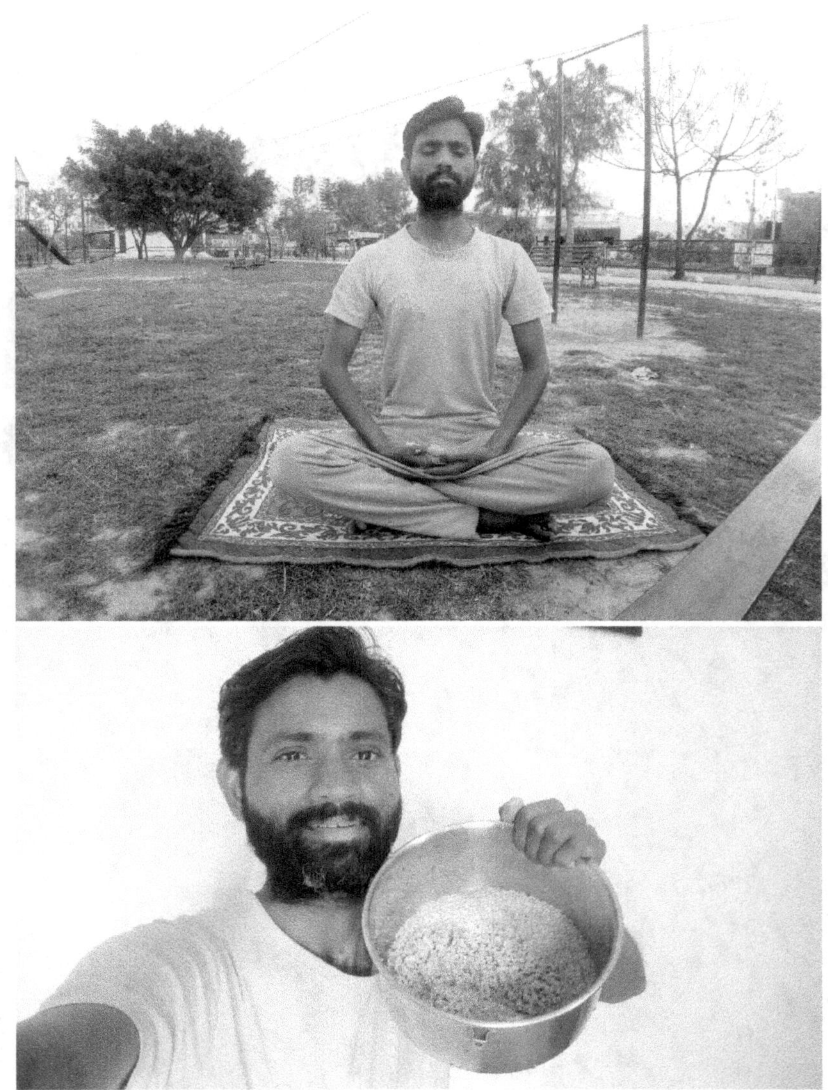

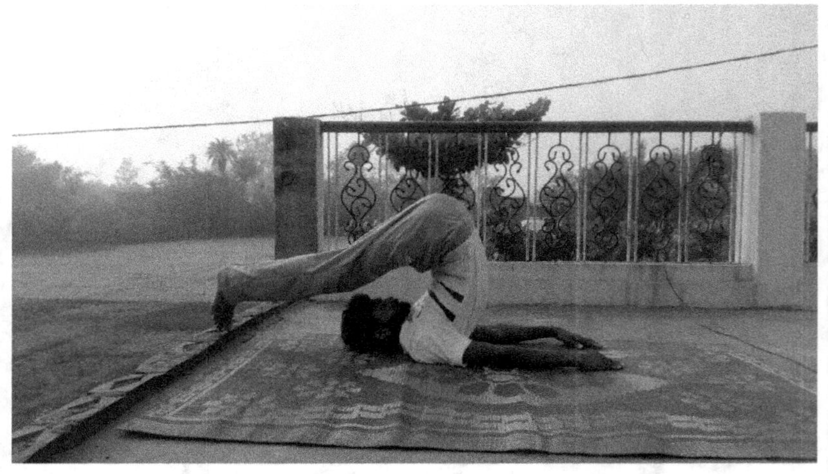